AF390009

par M. Simon premier
chirurgien
médecin de l'Electeur de
Bavière

COLLECTION D'OBSERVATIONS

SUR

L'ANATOMIE, LA CHIRURGIE

ET LA MÉDECINE PRATIQUE,

Extraites principalement des Ouvrages Étrangers.

OBSERVATIONES funt vera fundamenta, ex quibus in Arte Medicâ elici poffunt veritates, &c.

Præfat. ad Obfervat. Wepferi.

TOME SECOND.

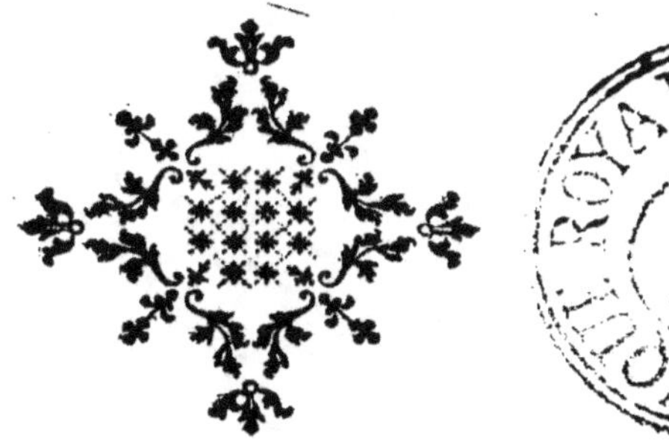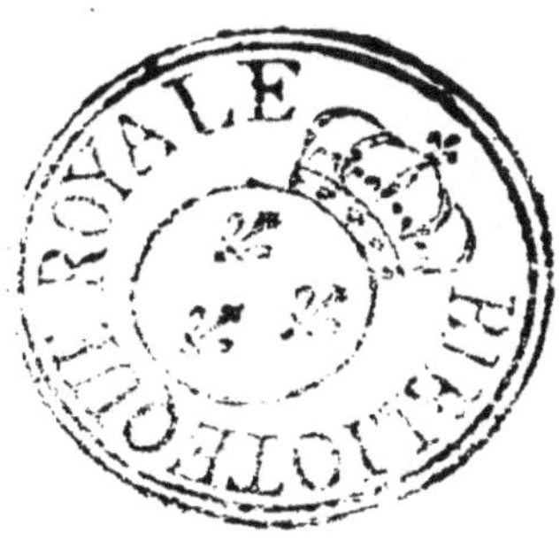

A PARIS,

Chez P. Fr. DIDOT le jeune, Quai des Auguftins, près du Pont S. Michel, à S. Auguftin.

M. DCC. LXI.

Avec Approbation, & Privilege du Roi.

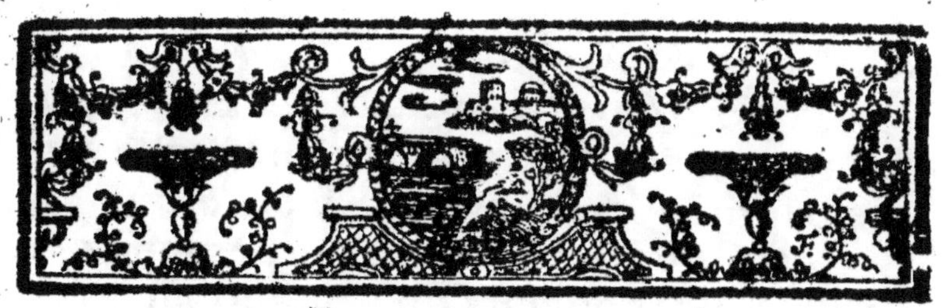

COLLECTION

DE

DIFFERENTES PIECES,

CONCERNANT

L'ANATOMIE, LA CHIRURGIE,

ET LA MEDECINE PRATIQUE.

LETTRE écrite à M. J. J. d'ANNONI.

Actes Helvet. tome IV.

PERMETTEZ, M., que j'aie l'honneur de vous faire part d'un évenement des plus rares, & peut être unique, qui vient d'arriver dans notre pays. Une fille, qui aura neuf ans au mois de Février de l'année prochaine, vient d'accoucher le 5 de Décembre. Elle s'appelle *Anne Mummethaler* : elle est née de *Ulrich Mummethaler*, & de *Barbara Labegner*, natifs de *Traxelwald*, dans

 A ij

le Canton de Berne , demeurans au village voisin de Lauperswyl où elle a été baptisée le 7 Février 1751.

Cette fille étoit tourmentée depuis six jours des douleurs de l'enfantement; personne ne se doutoit de son état, qu'on traitoit d'hydropisie : le sixieme jour , l'enfant présenta un bras : la fille appella sa mere à son secours, qui n'eut rien de plus pressé que de faire venir un prétendu Chirurgien du voisinage, qui jugeant que l'enfant étoit mort , & ne sachant pas chercher les pieds pour le tourner , forma le dessein de le tirer par morceaux. Il coupa d'abord le bras qu'il présentoit : il ouvrit le ventre de l'enfant, d'où il sortit du sang & beaucoup d'eau , il appliqua un crochet & attrappa les pieds , qui dans ce moment furent suivis du corps entier.

Nous avons lieu de douter que l'enfant fût mort dans le tems qu'on appella du secours ; il est facheux qu'on ait été obligé d'avoir recours à un Chirurgien ignorant , & qui avoit les mains trop grandes pour un accouchement de cette espece. Cet enfant étoit une fille , qui selon les apparences auroit pu vivre , étant née à terme , ayant des cheveux & des ongles. Sa grandeur étoit proportionnée à celle de sa jeune mere, qui est d'une taille médiocre pour son âge. Le semi-Chirurgien qui auroit dû nous donner ces détails, est aussi peu accoutumé à faire des observations, qu'à assister à des accouchemens.

La jeune mere se porte bien, elle auroit suffisamment de lait pour nourrir son enfant. Elle accuse de sa grossesse un proche parent. Ses parties, proportionnées d'ailleurs à sa grandeur, sont comme celles d'une fille de dix-sept à dix-huit ans. Sa mere assure que sa fille avoit gardé ses regles constamment dès l'âge de deux ans, jusques au tems de sa grossesse. Si j'ai appellé ce fait unique, je le dis seulement par rapport à notre pays, où jusques ici on n'a pas eu d'exemples pareils.

Je vous prie, M., d'attribuer la brieveté de cette relation à l'ignorance de ceux qui ont assisté à cette operation, & à la précipitation avec laquelle le tout s'est passé.

J'ai l'honneur d'être, &c.

SCHMIDT, correspondant de l'Académie des Inscriptions.

Berne, le 19 *Décembre* 1759.

EXPOSITION *Anatomique de l'origine & de la formation du Ganglion. Par M.* ELLER.

Acad. R. des Sc. de Berlin, an. 1746.

COmme la recherche de la ſtructure du corps humain nous donne une idée juſte de ſes fonctions dans l'état de ſanté ; ainſi par la même recherche que nous enſeigne l'anatomie , on découvre ſouvent la véritable cauſe d'une maladie, qu'on ne ſauroit bien expliquer, ni par conſéquent y apporter des remedes convenables que moyennant cette enquête exacte.

Le ganglion ou cette petite tumeur dure, qui ſe montre ſouvent , ſur-tout ſur le dos de la main, nous peut convaincre de la vérité de ce que je viens d'avancer.

Hippocrate donne le nom de γαγγλιωδίον à cette tumeur, & Celſe avec tous les Auteurs anciens & modernes l'appellent ganglion.

Tous ceux qui en parlent rangent le ganglion parmi les tumeurs enkiſtées, ou qui ſont enfermées dans un petit ſac ou membrane qui les environne,

comme font les atheromes , les fteatomes , & les meliceris , qui contiennent tous une matiere gâtée ou corrompue féparée de la maffe du fang.
Je pardonne cette bevue aux anciens
comme ignorans pour la plupart dans
ftructure du corps humain ; mais il eft
étonnant que les modernes, qui ont pouf-
fé les recherches anatomiques dans les
plus petits recoins de notre corps , donnent encore dans la même erreur.

Il y a déja plufieurs années que je
commençai à révoquer en doute les
fentimens que les Auteurs nous enfei-
gnent fur la nature de cette tumeur.
L'extirpation qu'un Chirurgien de la
campagne entreprit fur un Chaffeur ,
qui étoit incommodé d'un ganglion affez gros au carpe , me détermina à
faire des recherches plus exactes fur
l'origine & fur la caufe de cette tumeur. Car, quoique le Chirurgien n'eut
fait autre chofe que féparer un peu la
peau extérieure pour fendre la tumeur
en haut feulement , & pour faire écou-
ler par-là le contenu du fac, ce dont
il s'étoit bien acquitté , il s'en fuivit
néanmoins le deuxieme jour après , des
accidens forts douloureux qui firent
bien fouffrir le malade. Car , nonobf-

A iv

tant les précautions qu'il avoit prises pas
des remedes topiques, une enflure confidérable de la main, jointe à une fievre inflammatoire avec une conftriction fpafmodique des tendons dans l'a-
vant-bras, ne difcontinuerent que le
dixieme jour après l'opération, & la
cicatrice traîna beaucoup de femaines,
avant que de fe fermer entierement.
Tous ces fymptomes me firent faire
cette réflexion.

Puifque les autres tumeurs enkiftées
ci-deffus nommées, ne montrent aucun de ces facheux accidens quand on
les déracine par l'opération avec les
précautions requifes, il faut que les
ganglions foient d'une autre nature,
& que leur origine foit différente de
celle des tumeurs enkiftées.

Je trouvai dans la fuite l'occafion
de difféquer, avec toute l'attention
poffible, un ganglion dans une perfonne toute récemment décédée ; je
répétai quelque tems après la même
chofe avec la même exactitude, &
je m'apperçus, après la féparation de
la peau extérieure, que la tumeur
fpherique, couverte d'une membrane
affez forte, fe retréciffoit vers fa bafe,
& formoit une efpece de col, qui te-

noit affez fort avec un des tendons des mufcles extenfeurs des doigts. L'ayant ouverte, je trouvai une matiere affez femblable à la gelée de corne de cerf, mais un peu plus épaiffe. En examinant la racine, je rencontrai les fibres du tendon dans leur état naturel, bien rangées & nullement alterées par le fac ou par la matiere qu'il contenoit. Je ne pus jamais découvrir la moindre marque de corruption dans ladite matiere du fac : il étoit d'un mélange & d'une confiftance tout à-fait uniforme, claire & tranfparente, fans odeur & fans acreté au gout. Tout cela m'étonna, d'autant plus que je ne pouvois le concilier avec la caufe de ces fymptomes violens que j'obfervai de la même façon dans une autre perfonne à qui on avoit fait l'extirpation, de la même maniere & avec les mêmes précautions. Je tachai auffi de faire évaporer l'humidité de la matiere contenue dans le ganglion, & je ne trouvai autre chofe que ce qui arrive quand on chauffe le blanc d'un œuf fur un feu proportionné.

Toutes ces circonftances me déterminerent à chercher l'origine & la véritable caufe de ces phénomenes, dans

A v

la ſtructure du tendon même , où je trouvai une connexion ſi étroite avec le ganglion : mais ſa ſtructure & ſa conſiſtance naturelle , nullement changées à l'endroit de la cohéſion avec la tumeur , me firent rencontrer beaucoup de difficultés d'abord ; juſqu'à ce qu'il me ſouvint d'avoir toujours trouvé dans la diſſection des cadavres , une eſpece de gaine ou fourreau membraneux dans lequel les tendons ſe gliſſent.

Ceux qui connoiſſent ſeulement un peu la ſtructure du corps humain , n'ignorent pas ce que c'eſt qu'un tendon. Les muſcles , comme organes du mouvement , ſont compoſés de fibres charnues qui forment , avec les vaiſſeaux ſanguins & les nerfs , le corps du muſcle. Vers les deux bouts du muſcle , ces fibres s'uniſſant plus étroitement deviennent blanchâtres & luiſantes , & forment une membrane forte & mince appellée communément *Aponevroſe* , & s'amaſſent en un cordon épais & fibreux qu'on nomme tendon. Chaque fibre muſculaire dans le corps du muſcle eſt enveloppée d'une membrane très déliée ou d'un tiſſu caverneux extrêmement fin , qui eſt l'iſſue de la tunique adipeuſe , ou membrane cellu-

laire, qui fe rencontre par-tout au def-
fous de la peau extérieure, comme
auffi aux endroits où la nature a formé des fibres mufculaires. Toutes ces
pellicules membraneufes, ayant aban-
donné les fibres mufculaires à l'endroit où le tendon commence à fe former, y compofent le tiffu cellulaire :
cet étui eft cette gaine qui accompagne
le tendon par tout, & qui, à fon in-
fertion, ou attache à l'os, fe perd dans
les ligamens des articulations. Mais
cette gaine feroit plus embarraffante
qu'utile aux tendons, fi elle n'étoit en
même tems l'organe des excrétions d'une
humidité extrêmement molle, tendre,
& vifqueufe, qui enduit par-tout les fibres tendineufes auffi-bien que les parois ou la furface intérieure de ladite
gaine, ce qui les rend fort gliffants l'un
contre l'autre, & facilite extrêmement
le mouvement du tendon.

Il paroît que les Anatomiftes en général ont négligé la recherche de cette
gaine ou enveloppe du tendon, & qu'ils
n'ont pas remarqué fon origine ni fon
ufage. Cette inadvertence eft propre-
ment la caufe qu'on n'a pas pris garde
non plus à la formation de la tumeur
en queftion, ou de notre ganglion.

A vj

Suppofons à cette heure qu'un tendon fouffre quelque force de dehors,
comme des coups, des compreffions
violentes, des extenfions outre mefure, des contufions ou des meurtriffu-
res, des efforts en levant ou pouffant
quelques corps péfant, &c. de forte
que cette enveloppe ou gaine fe dé-
chire un peu ou s'entr'ouvre par des
violences pareilles; il s'enfuivra abfolument que cette humidité, que l'enveloppe du tendon fépare & garde
dans fa cavité, s'échappe infenfiblement par cette ouverture, & ne trou-
vant point d'efpace pour fe dérober,
elle eft contrainte de fe nicher dans
la tunique adipeufe de la peau, d'étendre la cellule la plus voifine de cette
membrane, & à mefure que la collection de ladite liqueur augmente avec
le tems, les véficules les plus proches
s'effacent, & forment par une efpece
de cicatrice, ou concrétion, une membrane affez forte en forme d'un fac qui
renferme l'humidité vifqueufe échap-
pée par l'ouverture de la gaine du tendon, dont la partie la plus fubtile fe gliffe
dans les pores des vaiffeaux voifins, s'é-
paiffit le refte fous la confiftance d'une
humeur épaiffe & vifqueufe, telle que je

l'ai rencontrée dans la diffection de plufieurs ganglions.

Si la force de la léfion externe n'eft
pas affez grande pour que la gaine fe
puiffe ouvrir entierement, & qu'il refte quelques lamelles entieres de la membrane qui la compofent, cet endroit,
comme le plus foible, doit ceder à la
preffion de la liqueur qui s'amaffe, &
doit former par conféquent un fac, ou
une tumeur femblable à la précédente,
laquelle on pourroit nommer *anevrifme
de la gaine du tendon.*

Cette véritable théorie de l'exiftence
& de la formation du ganglion, fe confirme encore par la méthode dont on
fe fert plutôt pour faire difparoître pour
quelque tems cette enflure, que pour
la guérir radicalement. On frappe la
tumeur avec un marteau à coups réité-
rés jufqu'à ce que l'enveloppe ou le
fac fe créve; alors l'humeur épanchée
s'infinue à l'entour dans les cellules de
la tunique adipeufe; & comme la caufe
de l'accroiffement de la tumeur fubfifte
encore après cette opération, le ganglion fe forme de nouveau de la même
maniere que j'ai dit auparavant.

Il paroît peut-être extraordinaire,
& même paradoxe, que cette petite

ouverture ne fe ferme pas fitôt, à l'imitation des autres plaies de notre corps; mais la difficulté de la réunion néceffaire fe montre d'abord, lorfqu'on confidére que les mufcles & tendons de la main où cet accident exifte, font prefque dans une agitation perpétuelle, ce qui empêche conftamment la confolidation, fur-tout dans les membranes, & dans les autres parties de notre corps dont les vaiffeaux ne charient pas un fang rouge.

Les accidens facheux que j'ai vu arriver quelques jours après l'extirpation de ces tumeurs, ne doivent pas furprendre, quand on fait réflexion à la fenfibilité & à la délicateffe des tendons. Le pus ou la matiere qui fe forme dans la plaie deux jours après l'opération, ne peut produire d'autres effets par fon picotement que des contractions fpafmodiques dans ces parties nerveufes, & par' conféquent une compreffion des vaiffeaux fanguins, un empêchement dans la circulation du fang; ce qui caufe enflure, inflammation, fievre & tout ce qui en dépend.

Le développement convainquant de l'origine & de la formation du ganglion,

nous explique auffi la nature & l'exiftence d'un autre accident qui arrive
fouvent aux tendons des mufcles flé-
chiffeurs des doigts dans la paume de
la main, nommé *crifpatura tendinis*, ou
entortillement d'un tendon. Ce fymp-
tome arrive après des efforts très violens qui caufent une inflammation du
tendon & de fa gaine. Par cette circonftance la fécretion de la liqueur vifqueufe eft interrompue, celle qui
exifte actuellement eft defféchée, d'où
s'enfuit une concrétion du tendon avec
fa gaine, fon accourciffement & fa dureté.

Cette démonftration explique auffi
ce qui arrive aux tendons des extrêmités après de fréquens accès de goutte. La matiere goutteufe déchargée à
ces endroits y caufe au commencement
une fecrétion plus copieufe des humeurs
dans les gaines des tendons, puis la
chaleur de l'inflammation les deffeche.
Cette action réitérée forme des nœuds,
ou la goutte nouée. La matiere dure
& feche que j'y ai trouvée eft entierement femblable à cette liqueur vifqueufe du ganglion defféchée au feu, ou au
blanc d'œuf quand on le deffeche de
la même façon.

EXTRAIT de deux Lettres de M. FLOYER, *Chirurgien à Dorchester, sur la cure d'une goutte serene, opérée par l'Electricité.*

Journal Britannique ... Février 1752.

J'AI eu depuis peu deux ou trois occasions d'observer les heureux effets de l'électricité sur des personnes paralytiques. Le cas suivant m'a le plus frappé.

Un enfant d'environ sept ans perdit tout-à-coup l'usage de ses yeux. Il n'avoit eu ni fievre, ni douleur de tête, ni aucune autre incommodité à laquelle on pût attribuer la cause de cet accident. On me le fit voir trois ou quatre jours après pour me demander mon avis. J'examinai ses yeux, & je trouvai la prunelle de l'un & de l'autre tellement dilatée, qu'il me fût impossible de découvrir la vraie couleur de l'iris. Il n'en restoit pas la moindre partie, & la cornée transparente ne paroissoit que comme une tache noire. Je demandai au pere de quelle couleur étoient les yeux de l'enfant avant qu'il perdit la vue, il me dit qu'ils étoient d'un gris clair. En lui faisant fermer les paupie-

res, en les frottant pendant quelque-
tems, & en les exposant ensuite tout
d'un coup aux rayons du soleil, je ne
pus observer la moindre contraction
dans les fibres circulaires de l'iris, &
les prunelles demeurerent dans le même état, soit que l'œil fût ouvert ou
fermé, soit qu'il se trouvât dans l'obscu-
rité ou dans la lumiere. L'enfant ne
s'appercevoit en aucune maniere de
l'interposition de quelque corps opaque
entre le soleil & ses yeux, & en un
mot étoit aussi aveugle que s'il en
avoit été entierement privé. Je dis à
ses parens que je ne croyois pas qu'il
recouvrât jamais la vue, & que rarement on guerissoit de tels maux. La
cause de celui-ci me parut être une véritable goutte serene ; & comme, suivant les idées ordinaires, je regarde
cette incommodité comme produite par
une obstruction, ou une paralysie du
nerf optique, je résolus d'essayer quels
pourroient être sur cet enfant les effets
de l'électricité dont j'avois observé l'efficacité dans quelqu'autres cas. J'or-
donnai donc qu'on me l'amenât le lendemain. J'attachai alors à sa jambe un
fil d'archal qui partoit de la fiole con-
densante, & à sa tête un autre fil pa-

reil. Après que la fiole fut fuffifamment électrifée , le dernier fil fut approché du conducteur & produifit une terrible décharge. L'enfant tomba à la renverfe & fit un cri perçant. Ce ne fut qu'avec peine qu'on le fit confentir à fubir de nouveau la même opération. On y réuffit cependant à la fin , & on lui donna trois autres fecouffes. Il fut enfuite mis au lit , & il y refta jufqu'au lendemain dans une grande fueur. Quelle fut le matin la furprife de fes parens, lorfqu'il leur cria qu'il pouvoit voir la fenêtre. On me l'amena, & je vis autour de la prunelle une petite bande circulaire d'un gris clair. L'enfant commençoit auffi à s'appercevoir du paffage de quelque corps entre le foleil & fes yeux. C'en fut affez pour m'engager à réitérer ce jour-là mes opérations de la veille. Le jour fuivant l'iris devint prefque entierement vifible , & on y difcerna une legere contraction & une dilatation. Le troifieme jour l'enfant fe vit en état d'appercevoir & de reconnoître les objets. Il diftingua les couleurs le quatrieme jour, & alors fa prunelle avoit repris la faculté de fe refferer & de s'ouvrir. Le cinquieme jour après celui de la premiere opération , je ne vis plus de différence dans la con-traction & la dilatation de la prunelle ; & après un examen exact, je m'assurai que sa vue étoit parfaitement rétablie, que la couleur de son iris étoit la même que celle de l'autre œil, & qu'il ne restoit plus la moindre trace de goutte serene.

Quand je vous envoyai la relation de cette guerison, j'oubliai de vous parler d'un véficatoire qu'on avoit mis à la nuque le jour avant la pre-miere électrifation. Les parens de l'en-fant m'avoient extrêmement preffé de le foulager, & ce moyen fut le pre-mier qui me vint dans l'efprit. Mais après avoir voulu effayer les effets de la vertu électrique, je ne fongeai plus au véficatoire, jufqu'à ce qu'un jour ou deux après les expériences, la mere me demanda ce qu'il falloit faire du véficatoire, vu que la plaie étoit pref-que feche, je lui dis de ne s'en point embarraffer. Je ne déciderai point fi ce véficatoire eut quelque part à la gué-rifon, mais j'ai cru ne devoir obmet-tre aucune circonftance qui pût répan-dre le moindre doute fur ma relation.

J'ai recueilli les atteftations des per-fonnes qui ont vu l'enfant dans fon état d'aveuglement, & qui ensuite ayant assisté tous les jours aux électrisations, ont observé le rétablissement graduel de sa vue. Le pere a été interrogé par différentes personnes, on a voulu voir & examiner l'enfant, & tous les gens du pays sont convaincus de la vérité du fait.

J'ai guéri depuis, par le moyen de l'électricité, deux filles qui avoient les pâles couleurs, & qui pendant un an, avoient pris des remedes sans succès.

OBSERVATION de M. le MAIRE, ancien Chirurgien Major de l'Hôpital militaire de Strasbourg, sur une désunion du cal, publiée par M. REISSEISEN.

Strasbourg, 1718.

IL y a dix-huit ans, qu'un soldat fut traité à notre hôpital d'une fracture simple du tibia. On remedia à cette maladie par les moyens connus. Il ne survint aucun accident pendant la cure, le cal se forma. Quand il fut assez solide, le malade marcha sans boiter : il sortit de l'hôpital parfaitement guéri, &

reprit ses exercices ordinaires. Huit mois après il revint à l'hôpital pour être traité d'une fievre aigüe accompagnée d'accidens fort graves. Le Médecin lui prescrivit les remedes nécessaires pour le nouveau mal dont il étoit attaqué. Pendant ce tems on remarqua quelque chose de fort extraordinaire. Les deux extrêmités de la fracture s'étoient séparées, & la réunion ne put jamais avoir lieu tant que la fievre subsista. On mit aussitôt que cet accident eut cessé, un appareil convenable, & le cal devint aussi solide qu'on pouvoit le desirer. M. *Reisseisen* croit qu'il faut attribuer cette désunion des os à la force de la fievre, & à la chaleur extraordinaire dont elle étoit accompagnée.

OBSERVATION sur une pierre d'une grosseur surprenante, communiquée par M. HEBERDEN.

Transf. Phil. an. 1751.

ON conserve dans la Bibliotheque du College de la Trinité de Cambridge, une pierre qu'on a tirée il y a quatre-vingts ans de la vessie d'une femme après sa mort. Ce corps étranger a une figure ovale, la surface est fort unie, & un peu applati sur les côtés. Quoiqu'on en ait ôté un morceau, il pese trente-trois onces, trois drachmes & trente-six grains. Ce qu'il y a de plus remarquable dans le recit de M. *Heberden*, c'est qu'un corps d'un volume aussi considérable, n'ait presque point produit d'incommodité à la malade. Cette femme ne commença à en ressentir qu'après avoir monté à cheval. Les secousses auxquelles elle fut exposée firent changer de situation à la pierre, & causerent une difficulté d'uriner qui termina ses jours. M. *Heberden* tire de-là une conséquence qui paroît vraie. Il dit que souvent la mauvaise situation de la pierre dans la véssie, produit plus d'accidens aux malades que son volume, & qu'il est souvent facile de les soulager en faisant changer de place au calcul.

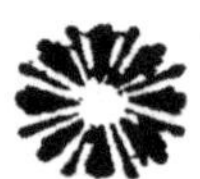

OBSERVATION *sur un accouchement extraordinaire*, par M. GIFFARD.

Bibliot. Brit. an. 1736. tom. VII.

MOnsieur Giffard fut appellé en 1730 chez une femme qui croyoit s'être blessée trois mois auparavant, & qui avoit eu tous les symptomes d'une fausse couche. Cependant peu de tems après, elle sentit distinctement remuer son enfant, & son ventre continua à grossir, en sorte qu'il n'y avoit aucun doute qu'elle ne fût enceinte. Il la trouva dans les douleurs qui précedent l'accouchement ; mais lorsqu'il voulut examiner si l'orifice interne de la matrice commençoit à s'ouvrir, il rencontra une tumeur qui remplissoit & dilatoit le vagin d'une maniere extraordinaire. Il crut que c'étoit une descente de matrice. Cette tumeur s'étendoit en arriere, pressoit le rectum, & le col de la vessie ; en sorte que les excrémens & l'urine ne passoient qu'avec difficulté. Il chercha inutilement l'orifice interne de la matrice, mais il le sentit deux doigts au - dessus du pubis. On verra dans la fuite la caufe de cette fituation. M. *Giffard* ordonna les remedes ordinaires en pareil cas. Cependant cette femme continua à fouffrir, & s'apperçut qu'il étoit forti par l'anus de l'eau teinte de fang. C'étoit véritablement les eaux du fœtus, mais on ne pouvoit s'en douter alors. On appella M. Giffard, & la fage-femme lui dit que le fœtus étoit forti par l'anus. En effet, il trouva le cordon ombilical qui pendoit hors de cette partie. En le fuivant il pouffa fes doigts environ jufqu'à trois pouces en dedans où il rencontra une ouverture qui, à ce qu'il jugea alors, communiquoit du rectum dans la matrice. Elle étoit affez large pour admettre trois ou quatre doigts, & le cordon paffant par là, il ne douta point que le fœtus n'eût fuivi le même chemin. Il tâcha de détacher l'arriere-faix à quoi il ne put réuffir que très imparfaitement, & fut enfin obligé d'en laiffer la meilleure partie. Cette femme ayant perdu beaucoup de fang caillé par l'anus, mourut fix jours après être accouchée. On trouva en ouvrant le cadavre les difpofitions fuivantes.

Le vagin, la matrice, les ligamens ronds, l'ovaire, la trompe, le ligament large,

large , les vaiffeaux fpermatiques & hypogaftriques du côté gauche étoient dans leur état naturel. Du côté droit le pavillon de la trompe s'ouvroit dans un fac dont on va parler, & y étoit forte-ment attaché. L'ovaire de ce côté & le ligament large étoient dilatés & for-moient un fac de figure irréguliere qui s'étendoit derriere la matrice , à la par-tie poftérieure de laquelle il étoit at-taché , & paffant plus avant vers le côté gauche , il s'alloit joindre à cette partie du colon qui fe termine dans le rectum & au rectum même. On trouva dans ce fac une partie de l'arriere-faix & toutes les membranes. Outre l'ou-verture qui communiquoit avec la trom-pe de Fallope, il y en avoit une autre d'environ quatre pouces de diametre qui perçoit le rectum vers le milieu de fa longueur. La partie de l'uretere du côté droit qui étoit entre l'ovaire & le rein étoit dilatée , ainfi que la partie du rectum qui fe trouvoit entre la gran-de ouverture & le colon. La dilatation de l'un & de l'autre avoit été caufée par l'obftacle qui empêchoit qu'ils ne fe vui-daffent facilement.

OBSERVATION sur une communication du rectum avec la vessie, par M. KALTSCHMIED,

Iene. 1750.

UNE sage-femme m'apporta un enfant de cinq jours qui n'avoit point d'anus. Elle me fit part de l'étonnement où elle étoit, parceque dès le premier jour de la naissance de cet enfant elle avoit trouvé des matieres fécales dans les linges dont il étoit enveloppé. Elle me dit encore qu'elle croyoit que ces matieres sortoient par l'uretre. Je reconnus la vérité de ce que cette femme m'avoit dit. Je fis l'opération qu'on pratique en pareil cas, mais je ne pus ouvrir le rectum comme je le souhaitois. Je crus que les matieres, en s'accumulant dans cet intestin, le gonfleroient, & qu'alors je pourrois plus facilement leur faire un chemin pour sortir. Je remis au lendemain la nouvelle opération que je voulois faire. J'employai tous mes soins pour trouver l'intestin & pour en procurer la dilatation, mais je ne pus réussir. L'enfant mourut quelques jours après. J'ouvris le cadavre, & je vis que la sage femme ne s'étoit point trompée. Le rectum se terminoit près du col de la vessie, y étoit fort adhérent & avoit une ouverture par laquelle il pénétroit dans ce viscere. J'ôtai du ventre les ureteres, la vessie & le rectum, je soufflai dans cet intestin, & la vessie se gonfla.

OBSERVATION *sur une goutte serene causée par la compression des nerfs optiques, par M. KALTSCHMIED, Professeur en médecine.*

Iene, 1752.

LA Pratique & les Auteurs nous apprennent que l'hydrocephale arrive aux enfans & aux adultes. Dans ceux-ci les os du crâne ayant plus de solidité & étant plus rapprochés par le moyen des sutures, sont rarement écartés par la lymphe extravasée : dans ce cas le cerveau souffre des compressions, la secrétion des esprits est dérangée, enfin l'apoplexie termine ordinairement les jours du malade. L'observation suivante est une preuve sensible de ce que je viens de dire.

Une femme de foixante ans reçut dix ans avant fa mort un coup de bâton fur la tête : les remedes qu'on employa & la bonne conftution de la malade , contribuerent beaucoup à faire ceffer les premiers accidens. Elle parut foulagée , mais ce ne fut pas pour long-tems. Quelques mois après , la tête devint douloureufe & pefante , ce nouveau mal augmenta de jour en jour , enfin les douleurs furent fi vives & fi conftantes que la malade perdit prefque l'ufage de la raifon. Les fecours qu'on lui donna produifirent peu de changement. En éternuant elle rendit par le nez une livre de lymphe , & elle fut foulagée. On employa les remedes cephaliques ; la malade fut pendant un an fans avoir des douleurs auffi vives que celles qu'elle avoit fouffertes , mais de tems en tems les accidens & l'évacuation de la même humeur fe renouvelloient. Un an avant fa mort les maux de tête recommençerent , & il ne fortit plus rien par le nez. La malade devint aveugle : elle me pria alors de la voir ; les yeux étoient beaux , mais je m'apperçus que la pupille étoit fort dilatée , & qu'ils étoient attaqués de goutte ferene. J'employai fans fuccès différens remedes, la malade eut un accès d'apoplexie & mourut.

Après avoir ouvert le crâne, je vis les meninges qui faisoient une protubérance fort considérable ; je les ouvris, il sortit une livre & demie de sérofités. La membrane arachnoïde & la pie mere avoient contracté des adhérences dans plusieurs endroits avec la dure mere. La pie mere étoit séparée des anfractuofités du cerveau, parceque les sérofités la soulevoient & l'écartoient. Elle formoit de distance en distance des plis & de petites cavités où il y avoit de la lymphe. Quand elle fut évacuée, on séparoit aifément l'arachnoïde, & on trouvoit de l'eau entre toutes les membranes. Les ventricules du cerveau étoient remplis d'une eau claire, & le corps calleux n'avoit pas plus d'épaiffeur qu'une membrane tranfparente. Le fang engorgeoit & diftendoit tous les finus & les autres vaiffeaux ; le plexus choroïde étoit totalement variqueux. L'eau raffemblée autour des nerfs optiques, les comprimoit de tous les côtés. Ils ne confervoient plus leur rondeur, ils étoient applatis, & repréfentoient une plume à écrire qu'on auroit écraſée en marchant. Cette compreſſion me paroît être la ſeule cauſe de la paralyſie des nerfs optiques.

OBSERVATIONS *ſur des Hydropiſies enkiſtées placées derriere la plevre*, *par* M. SENGER.

Magdeb. 1742.

UN homme robuſte âgé de quarante ans, & accoutumé depuis long-tems au ſervice militaire, fut fort occupé pendant l'hyver au ſiege de *Stralſund.* Il y ſouffrit un froid extrême. Après cette expédition il ſentit un peu d'embarras dans la reſpiration. On employa quelques remedes, mais ils ne produiſirent point de changement. La maladie augmentoit chaque jour ſi vivement que le malade ne pouvoit marcher ſans être ſur le point d'être ſuffoqué. Les accidens devinrent ſi violens qu'il ne pouvoit plus reſter couché ; il paſſoit les jours & les nuits dans ſon fauteuil. Les extrêmités inférieures devinrent œdemateuſes ; tantôt la tumeur ſe diſſipoit entierement ; tantôt elle revenoit. Cet état n'avoit rien diminué de

l'appétit du malade , & toutes les autres
fonctions fe faifoient comme à l'ordinaire. Le Médecin qui traitoit le malade
attribuoit la caufe de ces accidens à un
polype placé dans les ventricules du
cœur ou dans les gros vaiffeaux. Quand
les accès du mal tourmentoient le malade , il ne trouvoit de foulagement
que lorfqu'un homme fort & robufte
le prenoit par les épaules , & le fe-
couoit beaucoup. Le foulagement donné par ce moyen , perfuadoit encore
davantage le Médecin que le mal étoit
produit par des polypes , & que par le
mouvement qu'on donnoit au malade ,
les parties polypeufes fe dérangeoient
& laiffoient paffer librement le fang
dans les ventricules & les gros vaiffeaux. Les différens remedes qu'on employa en différens tems ne produifirent
point de changement. Le malade eut
une foibleffe fi confidérable dans le
tems d'un paroxifme , qu'il mourut. On
fit l'ouverture du cadavre. Les vifceres
du ventre étoient dans l'état naturel.
Toute la cavité de la poitrine étoit
pleine d'une férofité jaune qui n'avoit
point de mauvaife odeur, les poumons
n'avoient point contracté d'adhérence
avec les parties qui les environnent.

Quand on eût ôté quatre livres d'eau qui étoient dans la poitrine , on vit des deux côtés un sac membraneux qui avoit encore quelques adhérences & qui faifoit une protuberance dans la cavité de la poitrine. Comme il reftoit encore un peu d'eau , on fe fervit d'une éponge pour l'ôter : on la paffa près de la tumeur, qui s'ouvrit d'abord & qui fournit une grande quantité de ferofités. Ce fac étoit attaché aux vertebres , & occupoit tout le fond du thorax depuis les épaules jufqu'au diaphragme. Il avoit détaché la plevre des côtes, & c'étoit derriere cette membrane que les ferofités s'étoient accumulées. Les poumons étoient fains, & le cœur dans l'état naturel.

OBSERVATION II.

Un ouvrier étoit fujet depuis long-tems à des douleurs aux épaules, au dos & aux lombes. La pauvreté forçoit cet homme à travailler, & plus il fe donnoit de peine, plus il fouffroit. Il fut attaqué d'une difficulté de refpirer fi violente que, ne pouvant avoir de fecours, il tomba dans un état affreux : l'hémiplegie du côté gauche fe joignit à ce nouveau mal & termina les jours du malade. On ne vit rien d'extraordinaire dans le ventre. Mais on trouva dans la cavité droite de la poitrine à la partie poftérieure & inférieure près du diaphragme, une tumeur groffe comme le poing, pleine d'une férofité brune. Il y en avoit deux autres à peu de diftance. Au-deffus de ces tumeurs il y en avoit une autre fort épaiffe longue comme le doigt. Elle étoit attachée à l'endroit de l'union des vertebres aux côtes : une matiere blanche fe faifoit appercevoir au travers des membranes folliculeufes qui la formoient. Les tumeurs inférieures ne renfermoient qu'une férofité noire, mais celle qui tenoit aux vertebres, étoit pleine d'une matiere épaiffe femblable à de la crême de tartre, & elle n'avoit point d'odeur. Toutes ces tumeurs étoient placées derriere la plevre & faifoient faire une protubérance à cette membrane. Les poumons n'étoient point affectés.

MEMOIRE *fur des pierres trou- vées dans la veficule du fiel & entre fes membranes , par* M. GALEATI.

Acad. des Sa. de Bolog. 1731.

L'Illuftre M. *Morgagni* a fait voir dans la vingt-huitieme remarque de fes *Adverfaria*, qu'on trouvoit très fréquemment des pierres dans la véficule du fiel de différentes perfonnes qui n'étoient point foupçonnées d'avoir ces corps étrangers ; ce favant Anatomifte a remarqué auffi que ces pierres n'étoient pas toutes de la même nature. Ces calculs ont ceci de commun, c'eft que fi on les met dans un vafe rempli d'eau, ils furnagent ; mais ils ne fe reffemblent point quant à la couleur & à la maniere dont ils brulent. Ils ont prefque tous une couleur jaune, verte ou noire. Quand on expofe les premiers à la lumiere, elle pénetre jufques dans leurs plus petites parties, & ils fe fondent entierement : les feconds ne fe laiffent pénétrer par la flamme que fort difficilement, & fi quelque portion s'enflamme, cela ne dure pas longtems.

On trouve communément des calculs de l'une & de l'autre eſpece dans la véſicule du fiel, mais il eſt rare d'en rencontrer qui ſoient placés entre les membranes qui forment cette véſicule. J'en ai vu un exemple dans le cadavre d'une femme fort graſſe qui mourut d'une hydropiſie du Péricarde. Je ne rapporte pas cette obſervation ſeulement parcequ'elle préſente un cas extraordinaire, mais parcequ'elle ſemble confirmer l'opinion de *Malpighi* ſur la ſecrétion d'une humeur bilieuſe par les glandes cyſtiques.

Dans le cadavre ou j'ai fait cette obſervation, la véſicule du fiel avoit un volume très conſidérable. Après qu'elle fût ouverte il ſortit d'abord une bile épaiſſe, d'un jaune obſcur & preſque noir; enſuite j'en tirai quatre pierres de différentes grandeurs, plus noires que la bile avec laquelle elles étoient mêlées. La plus groſſe de ces pierres avoit une partie fort angulaire qui bouchoit tellement l'orifice du canal cyſtique, qu'il n'étoit pas difficile de connoître la cauſe du volume de la véſicule du fiel. Il n'étoit cependant rien arrivé à la femme dans laquelle j'ai fait cette obſervation, ni avant ni pendant la maladie dont elle est morte , qui pût faire soupçonner que la vésicule fût affectée. Comme ces pierres étoient noires , je jugeai qu'il falloit les ranger dans la classe de celles qui ne se laissent pas pénétrer aisément par la flamme , & qui ne se consument pas tout-à-fait. Je m'apperçus que je ne m'étois pas trompé , car en les approchant de la flamme , à peine s'allumerent-elles , & firent-elles entendre une petite crépitation. Voilà quelle étoit la substance de l'enveloppe extérieure des trois petites pierres. Lorsque je l'eûs enlevée , j'en apperçus une dont la nature étoit tout-à-fait différente. Elle approchoit davantage de la couleur jaune , elle s'enflammoit fort promptement sans presque produire de crépitation , & on remarquoit une legere ébullition à mesure qu'elle bruloit. Enfin quand on l'approchoit une seconde fois de la lumiere , elle ne se consumoit pas totalement , comme font ordinairement les pierres de la premiere espece dont *Morgagni* a parlé. Le plus grand de ces quatre calculs , si on en excepte une substance intermediaire formée par cette matiere jaune & inflammable , étoit noir en dedans & en dehors. La partie la plus intérieure étoit formée de petits grains fabloneux. En preffant entre mes doigts les tuniques de la véficule du fiel, je touchai des petits corps durs placés dans différens endroits. J'ouvris avec une lancette les membranes fous lefquelles ces petits corps fe trouvoient, en preffant legerement il en fortit une petite pierre groffe comme une lentille. Sa couleur & fa fubftance intérieures étoient à-peu-près femblables à celle de la groffe pierre qui fe trouvoit dans la véficule. Je tirai de la même maniere tous les autres petits calculs qui fe trouvoient entre les membranes. Ils étoient tous renfermés dans un petit follicule lenticulaire. Ces petits corps fe trouvoient dans la partie de la véficule du fiel qui n'eft point adhérente au foie. Ils ne s'enflammerent point quand je les approchai de la flamme ; ils firent entendre une plus forte crépitation que ceux dont j'ai déja parlé.

Tachons préfentement de faire valoir l'opinion de *Malpighi*. J'imagine que ces petites capfules lenticulaires qui renfermoient ces pierres, étoient les glandes cyftiques, qui dans l'état fain font fort petites, & qui étoient augmentées confidérablement par la maladie. Car leur figure étoit abſolument réguliere, leur ſurface n'avoit point d'aſperités, & ne reſſembloit en aucune façon à celle des pierres ordinaires : enfin leur ſtructure étoit ſemblable à celle des autres glandes, excepté qu'elles avoient un volume plus conſidérable. On pourroit peut-être croire que quelques conduits biliaires qui, ſelon l'opinion de pluſieurs Anatomiſtes, aboutiſſent à la véſicule du fiel, & qui ſont ſi petits qu'on les apperçoit bien difficilement dans l'homme, auroient acquis un tel degré de dilatation ; mais la forme & la figure de ces calculs ne répondoit pas à ces canaux dilatés. Cette forme auroit dû être oblongue & irréguliere. D'ailleurs ces petits calculs ne ſe trouvoient point dans les endroits où ceux qui ont découvert ces canaux, ont prétendu qu'ils s'inſeroient, c'eſt-à-dire dans le lieu de l'union de la véſicule avec le foie.

Après avoir fait connoître la nature de ces follicules, il ne ſera pas difficile de trouver l'origine des pierres qu'ils renfermoient. Il n'eſt pas douteux qu'ils n'aient été formés par la denſité & l'épaiſſiſſement de l'humeur que ces petites glandes ont coutume de ſéparer : car quoique cette humeur en s'épaiſſiſſant n'ait

pas beaucoup changé de nature , cependant il ne paroît pas croyable qu'elle ait pu dégénerer en une nature tout-
à-fait différente. C'eſt pourquoi comme ces petits calculs avoient encore
conſervé quelque choſe de bilieux, car
ils reſſembloient parfaitement à la bile
renfermée dans la véſicule , il falloit
que l'humeur qui les formoit approchât
de la nature de la bile.

Cette obſervation nous montre qu'il ſe
ſépare une certaine bile dans les glandes cyſtiques ; mais elle ne nous inſ-
truit pas aſſez à quel degré cette eſpece de bile approche de la nature de
la bile hepatique, & à quel degré elle
en différe. Car, on ne peut pas aſſurer
que la même proportion des élemens
ſe trouve dans une humeur ſaine ,
telle qu'elle ſe trouve dans les calculs produits par la même humeur qui
devient malade. Cependant il y avoit
une ſi grande quantité de parties ſa-
lines & terreſtres dans ces petites pierres , & une ſi petite de parties ſul-
phureuſes & réſineuſes , que ſi on
vouloit établir la différence qu'il y
a de cette bile à l'hépatique , en cela
principalement que la cyſtique renferme plus d'élemens ſalins , terreſtres &

un peu mucilagineux , & que l'hépatique abonde en principes plus sulphureux & plus resineux , cela paroîtroit pouvoir s'admettre comme une chose très vraisemblable , surtout si on fait attention à l'épaisseur , à l'amertume & à l'odeur forte de la bile cystique.

Après avoir établi la différence qu'il y a entre la bile cystique & hépatique , on pourroit soupçonner que les calculs qui se trouvent si souvent dans la vésicule sont formés tantôt par la premiere , tantôt par la seconde , & quelquefois par toutes les deux. Le suc des glandes cystiques plus salin & plus terrestre devroit être fort propre à former les pierres noires , la bile hépatique au contraire plus huileuse & résineuse , paroîtroit propre à former celles qui sont jaunes & faciles à s'enflammer. Dans le cadavre où j'ai trouvé ces glandes devenues calculeuses , on pouvoit soupçonner que les pierres contenues dans la vésicule étoient formées par l'une & l'autre bile , puisque les couches extérieures de toutes ces pierres & la partie interne de la plus grande , étoient si différentes de la substance jaune.

Comme tous ces calculs étoient formés par une matiere saline & terrestre,

Il n'eſt pas étonnant qu'elles aient été au fond de l'eau. Cette ſeule remarque ne nous fourniſſant pas des notions aſ-ſez juſtes pour découvrir les principes de ces eſpeces de concrétions, j'ai eu recours à d'autres obſervations pour les connoître. J'ai eu quelques calculs jaunes qui s'enflammoient aiſément & qui ſe liquéfioient par gouttes ; quand je les mettois dans l'eau, ils alloient au fond. D'autres de la même eſpece en-core tout entiers ſurnageoient. Quand on les caſſoit, les morceaux pénétrés par l'eau alloient au fond. La ſeule di-verſité qui ſe trouve dans la texture de ces pierres, le plus ou moins d'air qui s'inſinue dans leurs petits intervalles, ſont ſuffiſans pour produire ces effets différens. J'ai cru pouvoir découvrir plus ſurement leur nature en les diſſol-vant, & en les mêlant avec des acides & des alkalis. J'ai pris des morceaux de calculs noirs & jaunes, & principa-lement de cette eſpece qui ſe ſoutient ſur l'eau, qui ſe liquefie à la lumiere, & qui ſe conſume totalement.

- Voici les obſervations que j'ai faites. Les calculs noirs & jaunes n'ont jamais pu ſe diſſoudre parfaitement dans des menſtrues aqueuſes, huileuſes, acides

& alkalis. Cependant j'ai tiré de ces calculs une liqueur d'un jaune noir, en les mettant dans l'esprit volatil de sel ammoniac, & le sel de tartre dissout dans de l'eau de pluie, mais cette teinture étoit plutôt fournie par les noirs que les jaunes. L'eau de pluie simple, l'esprit de vin & le vin donnoient une teinture moins épaisse quand on se servoit de pierres jaunes pour les expériences. Il se faisoit une teinture plus legere encore, quand on les mêloit avec une menstrue aqueuse. A peine les calculs jaunes donnerent-ils quelque couleur quand je les mêlai avec l'esprit de vitriol. Ils n'en fournirent point avec l'esprit de sel ; les noirs au contraire mêlés avec l'esprit de vitriol n'en donnerent point ; avec l'esprit de sel cela fut à-peu-près semblable à celle qu'ils avoient communiquée à la simple eau de pluie. Il se fit une legere fermentation & une ébullition quand je trempai les calculs noirs dans les acides ; elles durerent plus long-tems, mais elles furent plus modérées avec l'esprit de vitriol ; elles furent plus fortes & plus courtes avec l'esprit de sel : on eut de la peine à s'appercevoir de quelque chose avec l'esprit de vinaigre. Enfin ces calculs ne donnerent presqu'aucune couleur quand on les jetta dans ce dernier esprit acide. Les pierres jaunes excitoient à peine un mouvement de fermentation & d'ébullition dans ces différens esprits. Enfin si on mêloit ces esprits acides avec des alkalis, ou même avec des menstrues aqueuses, les particules jaunes des calculs qui s'y étoient dissoutes & qui y étoient éparses çà & là, se précipitoient fort promptement.

Examinons présentement ce que peuvent nous fournir ces observations. Je crois que ces calculs sont composés de deux substances, que la substance saline s'est dissoute plutôt que la résineuse, & qu'ils ont communiqué plus aisément leur couleur jaune obscur quand ils ont été mêlés avec des menstrues salines & aqueuses, qu'avec des huileuses & des acides; que la partie saline qui se faisoit si bien appercevoir dans les calculs noirs, & presque point dans les jaunes, est incontestablement d'une nature alkaline & fixe, puisqu'elle fermente avec les esprits acides, & que celles qui se sont dissoutes dans les autres menstrues, ont été précipitées par les acides mêmes; que la fermentation & la séparation des pierres noires, qui arrivoit

avec les acides, est plutôt une tritura-
tion, qu'une véritable dissolution de
leurs parties, puisqu'elles ne commu-
niquoient presque aucune couleur à ces
esprits acides. Si on peut comparer ce
qui se passe hors de notre corps, avec
les altérations que subissent les choses
que nous prenons, nous pouvons soupçonner que les menstrues homogenes
seront plus propres que les autres
à causer la dissolution ou du moins
la diminution de ces concrétions calculeuses, principalement des concrétions salines, & que les alkalis & les
aqueux doivent avoir la préférence
sur les acides & les huileux, puisque les
premiers agissent plus doucement &
avec plus d'efficacité, & que les derniers agissent avec trop de force, ou
n'agissent point du tout.

OBSERVATION *sur une adhérence du foie avec la rate, par M. KALTSCHMIED, Professeur en Médecine.*

Iene, 1752.

LA rate est un viscere vasculeux & fibreux. On ne trouve point de glandes dans cette partie, par conséquent il ne s'y fait point de secrétion. L'usage de la rate consiste à préparer le sang pour le rendre propre à la séparation de la bile. Le sang en traversant ce viscere y reçoit une altération particuliere par le retardement de son cours, & par l'action du grand nombre de nerfs qui s'y distribuent.

J'ai disséqué un cadavre dans lequel le foie s'avançoit vers l'hypocondre gauche, & ne faisoit avec la rate qu'un seul viscere, de sorte que l'une & l'autre partie étoient jointes ensemble de la largeur de la main. La rate avoit conservé sa situation naturelle, & on ne pouvoit la distinguer du foie que par une rainure qui se trouvoit à la partie inférieure. La partie convexe du foie étoit tellement jointe à la rate, qu'on n'y appercevoit aucune séparation. Mais ce que j'ai remarqué de plus extraordinaire, c'est que le foie avoit conservé sa couleur naturelle, & ne la perdoit que dans la partie qui s'unissoit avec la rate qui conservoit toujours sa couleur naturelle. La surface de la rate étoit un peu ridée.

Dans la partie inférieure & concave du foie, il y avoit une fente qui faisoit distinguer l'endroit où ces deux visceres s'étoient attachés, & qui marquoit les limites de l'un & de l'autre ; de maniere qu'on distinguoit aisément la différence qu'il y avoit dans les couleurs de ces deux parties. Cette fente n'avoit que deux lignes de profondeur & jusques-là ces deux visceres étoient très distincts & conservoient leur couleur particuliere. A la partie supérieure, il y avoit un nombre infini de rameaux veineux qui alloient en ligne droite de la substance de la rate dans celle du foie. Ces vaisseaux s'inséroient dans la capsule de *Glisson*, & s'anastomosoient avec les ramifications de la veine porte. Il y a tout lieu de croire que cette conformation étoit naturelle. La vésicule du fiel renfermoit une pierre grosse comme un œuf de pigeon péfant deux drachmes, ovale, d'une couleur brune cendrée; fa furface étoit pleine d'inégalités.

DISSERTATION *fur l'adhérence contre nature des parties du corps humain*, par M. Springs-Feld.

Leipfic, 1738.

De l'Adhérence en général,

LOrfque nous confidérons avec attention la conftruction du corps humain, & furtout la connexion que les parties ont entre elles, nous ne pouvons nous empêcher d'admirer la maniere dont les vifceres font arrangés. Certains ont entre eux une continuité de fubftance, d'autres font contigus ; quelques-uns font feulement fufpendus & fixés par des liens particuliers. Il étoit abfolument néceffaire que leur pofition fût ftable, car pouvant être dérangés par les fecouffes que nos mouvemens leur caufent, les fonctions naturelles, vitales & animales auroient pu fouffrir quelque altération. Les mouvemens violens auxquels nous sommes exposés si souvent, rendent leur connexion plus nécessaire encore. Par exemple, si ces adhérences n'avoient pas une certaine force, les personnes qui montent à cheval, celles qui sont accoutumées à porter des fardeaux, à faire en un mot des exercices violens, auroient été sans cesse exposées à des dangers manifestes. D'ailleurs la pesanteur spécifique de chaque viscere, & les actions violentes & réitérées qu'il exécute exigeoient qu'il fût fermement attaché. La nature varie souvent dans la façon dont nos parties sont jointes entre elles. Nos visceres ne sont pas également retenus dans la situation qu'ils ont, ni également ment suspendus par leurs ligamens dans tous les sujets : quelques-uns apportent en naissant certaines particularités qui ne se trouvent point ailleurs ; par exemple, des visceres qui dans quelques sujets ne sont que contigus, forment dans les autres une continuité de subsance ; le poumon, le foie, la dure mere, nous fournissent quelques exemples de ces variétés : il peut aussi arriver qu'une maladie, même très legere, produise ces especes de phenoménes : l'adhérence des visceres qui se fait de

cette

Cette façon s'appelle adhérence contre nature. Pour distinguer ces deux espe- ces d'adhérence, nous appellerons non naturelle celle qui arrive sans déranger les actions, & morbifique celle qui pro- duit le contraire : c'est de celle-ci dont nous parlerons plus particulierement, c'est-à-dire de celle qui constitue une maladie, qui en est l'effet, ou la cause.

De l'adhérence non-naturelle.

Les Anciens ont placé cette espece d'adhérence, au rang des maladies de mauvaise conformation, surtout de cel- les qui viennent de la connexion vitiée des parties, & ils l'ont distinguée par différens noms. Ils la regardoient com- me opposée à une autre espece de maladie qu'ils nommoient division, dont le becdelievre nous donne un exemple, & à laquelle on peut aussi rapporter les hernies. Cette adhérence est donc une disposition contre na- ture, par laquelle les parties qui doi- vent être contigües deviennent con- tinues.

De la différence des adhérences.

La concrétion ou l'adhérence des parties différe de trois façons : 1°. en

raison de la disparité des parties qui s'u-
nissent ; 2°. en raison du tems où l'u-
nion arrive, 3°. en raison du but que
la nature se propose. Souvent les parties du fœtus renfermé dans la matrice
s'unissent entre elles, soit que cet accident lui soit communiqué par l'imagi-
nation de sa mere, soit qu'il contracte
cette maladie par une mauvaise situation qu'il prend dans ce viscere, ou
par une compression de ses parties tendres & trop délicates. Quelquefois aussi
il arrive aux adultes des adhérences de
certaines parties & de quelques visceres. Il y a encore une différence entre
l'adhérence des parties quant à leur
substance ; en effet les parties molles
peuvent s'unir avec les dures, comme
la dure mere & le perioste externe
avec les os du crâne, le pericarde avec
le sternum, ou les parties dures entre
elles comme les os avec d'autres os,
ou enfin les parties molles avec celles
de la même espece comme le poumon
avec le diaphragme, avec la plevre,
Il y a encore une différence dans la façon dont se font les adhérences. Telles
que celles du même genre, comme
l'adhérence des intestins entre eux,
comme aussi celles de différent genre,

comme le foie avec le diaphragme, le colon avec le peritoine ; ces parties contractent ordinairement des adhérences très fortes. Enfin les adhérences arrivent par une erreur de la nature, où elles proviennent des maladies.

De la premiere façon dont se font les adhérences.

L'adhérence des parties peut arriver de trois manieres ; 1°. par l'interposition d'une matiere étrangere ou d'une humeur visqueuse entre des corps contigus : la physique nous apprend qu'une interposition de matiere visqueuse augmente les points de contact. *Hambergerus, Element. Physic.* 5. 147. *n.* 1. 2, a démontré que plus ces différens points seront nombreux, plus l'adhérence sera forte ; en effet toutes les particules qui forment une espece de gluten, se lient fortement entre elles à cause de leur viscosité, elles s'attachent avec une égale force aux parois ou à la superficie des corps qu'elles touchent; & elles les unissent avec la même solidité qu'ils le sont entre eux. C'est ainsi qu'une serosité muqueuse & tenace remplit quelquefois les conduits de *Stenon*, ceux des glandes ciliaires, le canal nazal, &c.   C ij

De la seconde façon dont se font les adhérences.

La seconde espece d'adhérence, & qui est la véritable, arrive, selon les Anciens, après une solution de continuité, par le rapprochement des fibres & des vaisseaux ; soit qu'il y ait plaie ou ulcere. En effet, lorsque les bords des plaies se rencontrent, l'expérience nous apprend qu'ils s'unissent avec beaucoup de facilité : cette union se fait parceque les vaisseaux de la partie séparée sont encore ouverts. Si ces vaisseaux sont tellement disposés que leurs orifices se répondent exactement, alors les fibres solides se joignent entr'elles au moyen du gluten & des sucs nourriciers dont elles sont fournies. Les fluides poussés par la circulation, appliquent de nouvelles fibres qui par la suite forment un vaisseau commun, qui est entretenu par les sucs nourriciers de l'une & l'autre partie. C'est ainsi que se produisent de nouvelles parties, que celles qui étoient détruites se regenerent, & que les levres féparées d'une plaie se rapprochent & s'unissent. Nous en avons un exemple dans les blessures qui arrivent à deux doigts qui se touchent ; si les plaies se touchent , les deux parties blessées s'unissent ; cela doit arriver , si en pansant les plaies on n'a pas soin de séparer les doigts par un appareil particulier , & d'inter-poser entre elles un moyen qui empê-che le point de contact , alors les vais-seaux ouverts se joignent par une anas-tomose morbifique. C'est aussi par le même méchanisme , qu'après une solu-tion de continuité , les levres s'unissent avec les gencives, & les paupieres avec la membrane albuginée. Cette adhé-rence que nous remarquons dans les parties extérieures, peut arriver par les mêmes causes dans les parties inter-nes, & même entre les visceres. Les An-ciens fondés sur ces notions , tentoient de reproduire les parties détruites, & de replacer celles qui étoient entiere-ment séparées, comme on le voit dans les ouvrages de *Taliacot.*

De la troisieme façon dont se font les adhérences.

J'imagine que la troisieme maniere dont se fait l'adhérence, vient du con-tact réciproque & continu des parties : elle ressemble à la premiere quant à la matiere , mais elle en différe quant à la forme : l'application des élemens d'où doivent naître les vaisseaux se fait ici sans qu'il y ait eu de léfion, ce qui étoit néceffaire dans la précédente. Il y a deux caufes de cette efpece d'adhérence ; l'une eft la furface polie & continuellement humide des vaisseaux perfpirans, car deux furfaces feches ne s'uniffent point ; l'autre eft la co-incidence des points de contact, ou une conftante application des furfaces : c'eft ainfi que les parties internes, comme les inteftins, les vifceres, en un mot toutes les parties qui tranfpirent beaucoup, & qui font toujours humectées forment des adhérences au moyen des parties humides dont elles font couvertes. En effet, comme les extrêmités des dernieres ramifications arterielles qui font dirigées vers la fuperficie du corps, perfpirent continuellement, de même les embouchures des dernieres ramifications veineufes reforbent perpétuellement. Ainfi lorfque l'ouverture du vaisseau perfpirant rencontre les pores du vaisseau abforbant, ce qui peut arriver très aifément, tant à caufe du grand nombre de ces vaisseaux, qu'à caufe de la circulation du fang qui fe continue toujours, & qui aide cette po-

fition ; le paſſage ſe trouve libre , &
la circulation ſe fait d'une partie dans
l'autre : car quoique les orifices des
vaiſſeaux des deux parties ne ſe
rencontrent pas toujours par une application directe des unes contre les
autres, cependant ils rencontrent toujours des vaiſſeaux fort petits qui leur
ſont convenables , & avec leſquels ils
s'uniſſent. Ces notions font compren-
dre que l'œuf peut s'attacher au fond
de la matrice ; cet exemple ſeul fait
voir que les vaiſſeaux de différent genre peuvent ſe recevoir & s'unir mu-
tuellement.

De l'adhérence de naiſſance.

Cette eſpece d'adhérence ſe forme
pendant que l'enfant eſt renfermé dans
la matrice , & il l'apporte en naiſſant.
Elle différe de la précédente par rapport au tems où elle ſe fait , mais elle
me paroît la même , quant à la maniere dont elle s'exécute. J'aurois peine
à croire qu'elle ſe fît par un méchâ-
niſme particulier : je la regarderois plutôt comme le produit d'une , ou de
pluſieurs des cauſes que nous avons
établies, à moins qu'on n'aime mieux
la conſidérer comme exiſtante dans

C iv

l'œuf, ou dans les petits vers qu'on trouve dans la femence ; dès-lors on ne peut plus affurer que les adhérences naturelles fe faffent d'une feule & unique maniere. D'ailleurs on ne fauroit pas pourquoi des parties qui font unies entre elles felon l'ordre de la nature, font unies d'une façon uniforme , puifque la même caufe de cohéfion eft toujours la même , & également foumife à la même force. Il y a de certaines parties qui font adhérentes naturellement dans les enfans, elles fe défuniffent dans un âge plus avancé , ou la fage-femme les fépare. Nous en avons des exemples dans l'union de la pointe de la langue avec les membranes de la bouche, dans celle des paupieres : celle-ci fe trouve plus particulierement dans les fœtus qui ne font point à terme. Pour garantir le canal inteftinal de l'adhérence qui eût pu arriver dans les embryons par le contact des parois de la tunique veloutée , la nature y a pourvu par une affluence continuelle d'humeurs; cependant l'on obferve quelquefois que l'anus & le vagin font fermés.

De l'adhérence non naturelle.

Cette adhérence, qui n'eſt ni morbifique, ni ſelon l'ordre de la nature,
mais qui eſt produite par une loix ordinaire dans l'œconomie animale, doit
être appellée non naturelle. La nature
varie d'une façon ſinguliere en produiſant ces eſpeces d'adhérences. En effet
les viſceres & les différentes parties
contractent quelquefois de ces eſpeces
d'adhérences qui, loin de nuire à leurs
fonctions, les y affermiſſent davantage. C'eſt ce qu'on remarque dans le
foie lorſqu'il eſt ſuſpendu par un plus
grand nombre de ligamens qu'il ne doit
y en avoir ordinairement ; la même
choſe arrive au colon & au cœcum
lorſqu'ils ſont fixés dans les hypocondres par pluſieurs ligamens. Le nombre des attaches de ces inteſtins eſt in-
déterminé, comme on le verra ci-après.

Il eſt évident que l'action de ces viſceres doit avoir d'autant plus de force,
qu'ils ſont ſuſpendus & fixés plus ſoli-
dement, alors leur peſanteur ne peut
plus les troubler dans leurs fonctions :
cependant il peut arriver que cette
union non naturelle, rende certaines
maladies plus dangereuſes, & même

C v

qu'elle en produife quelques autres.
Quand, par exemple, des parties qui
font ainfi unies contractent des adhérences encore plus fortes, cette nouvelle adhérence accidentelle peut produire des maladies cruelles, en déran-
geant totalement l'action de la partie.
Sans doute que la nature a eu fes rai-
fons pour s'écarter ainfi de l'ordre ordinaire : je ne les regarde pas comme
le produit bizare des caprices du ha-
zard , mais plutôt comme l'appanage
de chaque corps , qui pour un genre
différent doit avoir une difpofition
de parties différentes de tout autre , au
moins accidentellement. En effet, on
ne peut croire que ces variations exif-
tent fans une fin ; tout annonce qu'elles en ont une, & des loix pour y parvenir. Puifque le défordre ne peut fe
gliffer dans les ouvrages du Tout-puif-
fant, il connoît parfaitement les êtres,
la maniere dont ils doivent fortir du
néant, & la fin pour laquelle ils en
fortent. Au refte ces écarts de la regle
ordinaire de la nature font affez com-
muns ; dans les uns la rate eft plus ou
moins adhérente au diaphragme , dans
d'autres il fe trouve une différence dans
les ligamens du colon. Les particulari-

tés qui se rencontrent fréquemment dans les divisions des arteres, & plus encore dans la distribution des veines, nous en fournissent des exemples fréquens. La nature ne varie pas moins dans le nombre des muscles : dans quelques sujets les petits psoas & les pyramidaux manquent : la même chose arrive à l'égard des os sesamoïdes. Une vertebre ou une côte peuvent passer le nombre ordinaire, mais jamais ces parties n'ont manqué. La bonté du Créateur ne nous refuse point les choses essentielles.

Des adhérences de la dure-mere.

La dure mere est regardée avec raison comme le perioste interne du crâne : elle est peu adhérente dans certains endroits, mais elle l'est intimement avec les *processus* pierreux, l'os sphenoïde, & surtout avec les sutures par l'entremise desquelles elle communique avec le perioste externe. Ces adhérences de la dure mere ont été faites, 1°. pour empêcher qu'elle ne comprimât le cerveau, ce qui auroit causé beaucoup de malheurs ; 2°. pour soutenir les vaisseaux dont elle est remplie & qui fournissent la nourriture au

diploé & au crâne. Il eſt aſſez ordinaire de trouver une adhérence ſi intime
de la dure mere aux ſutures , & ſur-
tout à la jonction antérieure des pa-
rietaux, qu'il eſt quelquefois impoſſible
de la détacher ſans la déchirer. Cette
adhérence eſt plus conſidérable dans les
jeunes gens que dans les perſonnes
âgées, dans leſquelles le rétreciſſement
des pores oſſeux entraîne peu à peu l'a-
minciſſement , & enfin la deſtruction
totale des filamens qui formoient cette
adhéſion. Cependant j'ai vu, dans le
cadavre d'un adulte que le célebre
Platner a diſſequé, la dure mere attachée à toute la ſurface du crâne à l'aide
des vaiſſeaux ſanguins, & d'une infi-
nité de petits filets ; elle étoit autant
adhérente que l'eſt ordinairement le
perioſte. Quelque précaution qu'on pût
prendre, cela n'empêcha pas que certaines petites membrânes & quelques
parties de la dure mere appellées par
Winſlow la lame externe, ne demeu-
raſſent conſtamment collées au crâne.
Deux raiſons m'autoriſent à croire
que cette adhérence étoit naturelle,
parceque les vaiſſeaux ſanguins & toutes les fibres pénétrent le diploé , &
s'inſinuent dans les os du crâne, ce qui

n'auroit pu arriver lorsque le crâne est devenu osseux, & a eu acquis sa consistance ordinaire, mais seulement dans le tems ou les os du crâne n'é-toient que de foibles membranes muci-lagineuses. Toutes les lumieres du Chi-rurgien ne peuvent l'éclairer sur l'exis-tence de ces adhérences, c'est pour-quoi il peut, en appliquant le trépan, produire des convulsions ou des symp-tomes affreux. Ainsi les plaies qui exi-gent le trépan deviennent mortelles dans ces sujets. Il peut aussi arriver qu'une carie, une plaie, une dépression des os du crâne produisent cette espece d'adhésion qui a toujours des suites funestes ; en effet elle occasionne des maux de tête continuels qui ne ce-dent à aucun remede, & qui causent au malade des douleurs insupportables. *Platner*, *de vuln. cranii Lipf.* 1737, remarque que le vice du pericrane peut occasionner la carie des os de la tête, que le mal se communique jusqu'à la dure mere qui s'attache fortement aux os cariés, & que de là naissent les symptomes les plus dangereux qui sont bientôt suivis de la mort du malade. Le Docteur *Hebenstreit* nous donne une observation des plus rares & des plus curieuses à ce sujet. Un enfant âgé de huit ans avoit les lobes antérieurs du cerveau tellement unis, qu'après qu'on eût enlevé le sinus longitudinal, ils se touchoient l'un & l'autre au moyen de la membrane arachnoïde ; cette singuliere adhérence n'a pas causé le moindre désordre pendant la vie de cet enfant. Je ne sais si cette adherence étoit un vice de conformation, ou l'effet d'une maladie. Je n'ai point de raison à opposer à la premiere opinion, mais ne pourroit-on pas croire que cette adhérence a été causée par la pression de la partie antérieure des os du crâne sur les lobes du cerveau.

De plusieurs autres adhérences qui se trouvent dans la tête.

Si on vouloit rapporter à l'adhérence quelques trous qui se trouvent au crâne, & qui s'obliterent avec le tems, nous pourrions en trouver un nombre infini, tels que sont ceux de la base du crâne. Il y en a d'autres dans les os petreux des enfans, qui ne paroît plus dans les adultes, on n'en apperçoit que très difficilement les vestiges. *Kerckringius, Osteog. fœtuum, pag.* 223, en a parlé. *Walther, Exercit. angiol. de vaf. verteb. Lipf.* 1730, qui a décrit les trous occipitaux par où paffent les veines cervicales, a fait voir qu'ils fe bouchoient affez fouvent. On ne peut cependant pas nier que l'obliteration de ces conduits qui fe rencontrent dans les perfonnes âgées, ne foit l'effet d'un vice dans la partie. Si la tunique du canal nazal eft rongée par la matiere purulente, fi la même chofe arrive aux points lacrymaux, on verra ces parties contracter des adhérences entre elles. La conjonctive s'unit quelquefois à la membrane intérieure des paupieres à la fuite des inflammations, des fuppurations & des plaies. Les gencives s'uniffent avec les levres quand une trop grande falivation a produit des ulceres dans ces parties, fi on n'a pas eu foin de mettre quelque chofe qui empêche les endroits malades de fe toucher.

Des adhérences des poumons.

Le poumon du côté de fa patrie convexe qui touche immédiatement les côtes, doit être libre, afin que cet organe puiffe s'étendre fuffifamment pour accomplir la refpiration. Les poumons contractent cependant des adhérences avec la plevre dans leur partie postérieure ; quelquefois aussi la partie antérieure du poumon en contracte avec le péricarde & le mediastin. J'ai vu une adhérence de cette nature dans un asthmatique ; je n'ai point été surpris de la difficulté que le malade avoit à respirer , & des suffocations frequentes auxquelles il étoit sujet. Car le poumon ne pouvoit s'étendre suffisamment pour recevoir l'air. La Pathologie nous enseigne les dangers qu'entraînent avec elles la gêne & la contrainte des poumons. *Boerrhave aph.* 897. & *Riolan*, *Anthropol.* en ont donné des exemples sans nombre.

De la cause de l'adhérence du poumon.

Il y a tout lieu de croire que de telles adhérences ne se font qu'après la naissance. Car les poumons du fœtus restent applatis & ne touchent pas même au sternum jusqu'à ce que la respiration se fasse ; certainement elle ne se fait pas dans le ventre de la mere. Le poumon s'attache aux parties voisines de plusieurs manieres ; quand il devient squirrheux, quand il s'y forme une vomique , quand il souffre d'une pleurésie suppurée , quand enfin la poine est mal conformée. Dans ces cas il se fait des ruptures de vaisseaux, les poumons s'attachent à la plevre, au pericarde ou au diaphragme, & le tout forme une masse informe. De tous les visceres, c'est le poumon qui est le plus sujet à contracter des adhérences avec la plevre. On voit peu de cadavres où on ne trouve des adhérences du poumon avec cette partie, surtout si les maladies ont été longues.

De l'adhérence du foie & de la rate.

Le foie n'est pas exempt de ces sortes d'adhérences, mais cela arrive quelquefois pour l'avantage des malades. M. *Hebenstreit* m'a rapporté que le foie d'une femme attaquée de jaunisse, étoit dur, squirrheux, adhérent au peritoine, aux muscles du ventre, à l'épiploon & au fond de l'estomac, & que cette femme avoit vécu fort long-tems quoiqu'elle eût toutes sortes de symptomes qui dénotoient que le foie étoit fort malade. L'état de maladie dans lequel le foie se trouvoit, étoit diminué par le moyen de ces adhérences ; car si ce viscere n'eût point été ainsi attaché de toutes parts, & soutenu par les parties voisines, sa pesanteur auroit dérangé toutes les fonctions du ventre & la malade auroit péri plutôt. La rate contracte des adhérences avec le peritoine & le diaphragme à la ſuite des ſquirrhes & des plaies. *Schenckius , obſ.* 53, a vu une membrane qui partoit du foie pour ſe joindre à la rate, & qui avoit uni ces deux viſceres enſemble. Il ajoute que cette adhéſion avoit produit beaucoup d'accidens facheux. Souvent lorſque le foie eſt ſquirrheux , la rate le devient auſſi. On peut en attribuer la cauſe à un vice général des humeurs , ou à la communication des vaiſſeaux d'un viſcere à un autre.

De l'adhérence des inteſtins.

Les inteſtins grêles doivent être libres ſelon l'ordre naturel pour que le mouvement périſtaltique s'accompliſſe ; nous avons cependant des obſervations qui prouvent que les grêles & les gros contractent des adhérences contre nature. J'ai vu dans l'hôpital de *Leipſic* deux exemples de cette adhéſion : l'une nous fut fournie par une hernie , & l'autre par un *Volvulus.* Ce fut M. *Walther* qui me fit remarquer le premier. Le péritoine paſſoit par l'anneau des muſcles du bas ventre , & formoit un c fort allongé qui defcendoit jufques au fond du fcrotum ; ce fac renfermoit une grande partie des inteftins grêles. Il y avoit au fond du fac une maffe qui repréfentoit des chairs fongueufes remplies de fang polypeux : c'étoit à cette maffe qu'étoit attaché tout le paquet des inteftins. Ils étoient encore adhérens à l'anneau. La nature avoit rendu un fervice au malade en faifant naître cette derniere adhérence, car une plus grande quantité d'inteftins auroit pu paffer dans le fcrotum , & cette hernie feroit devenue à la fin d'un volume trop confidérable. Le malade qui ma fourni le fecond exemple étoit mort d'une paffion iliaque. Sept jours avant de mourir il fe plaignoit d'une douleur pungitive dans le ventre. Cette partie étoit dans une tenfion confidérable ; quand on frappoit deffus , on entendoit un bruit pareil à celui que produit la tympanite. La fievre étoit forte , & le malade vomiffoit les ex-crémens. Quand on eût ouvert le ventre , on reconnut le *volvulus.* Les inteftins grêles étoient tous adhérens les uns aux autres. Une portion de l'iléum étoit attachée au péritoine vers la region ombilicale ; elle l'étoit encore davantage aux regions iliaques & inguinales. Tous les inteftins & les mufcles du bas ventre étoient attaqués de gangrene. Un abcès s'étoit formé à la partie de l'ileum qui tenoit au péritoine. Après avoir percé l'inteftin, il avoit formé entre les lames du méfentere une ouverture qui répondoit dans le ventre, & par où un peu de chyle s'étoit répandu dans cette cavité. Un coup que le malade avoit reçu peu de tems avant fa mort, étoit la caufe de tous ces accidens. Il eft quelquefois avantageux qu'il fe forme de pareilles adhérences avec les mufcles du ventre; par exemple, s'il arrive une plaie qui perce les inteftins, on emploie la future pour rapprocher ces parties de la plaie extérieure, & quand la nature aidée par l'Art caufe l'adhérence, le malade eft fauvé.

De l'adhérence de l'épiploon.

Il eft rare, dit-on, que l'épiploon s'attache avec quelques parties. Les cellules adipeufes ne peuvent s'unir qu'au mefentere. Cependant nous voyons le le contraire dans l'épiplocele, on trouve auffi des adhérences contractées avec le péritoine. *Mongin, diff. fur la pétrifica-*

rion d'un épiploon, a fait voir dans la description de cette maladie que l'épiploon pouvoit s'attacher à toutes les parties du ventre, à toutes celles par où il paſſoit, & dans tous les endroits où il reſtoit.

De l'adhérence de la veſſie & de la matrice.

Les adhérences contre nature de la veſſie & de la matrice ne ſont pas communes; elles n'arrivent preſque jamais, parceque ces parties ſont hors du ventre. On voit quelquefois des adhérences des parties laterales de la matrice avec le péritoine. Cette cohéſion arrive plus particulierement dans le cas de l'obliquité de la matrice. Si cet accident a lieu, la ſtérilité en eſt une ſuite, ou ce qui eſt pire encore, l'accouchement devient très difficile. On a vu quelquefois les parois du vagin ſe coller enſemble à la ſuite d'un ulcere, d'une chute de cette partie, & de fleurs blanches d'un mauvais caractere.

De l'adhérence des teſticules.

Les teſticules s'attachent ſouvent contre l'ordre naturel avec le *Dartos* dans les affections vénériennes, ſurtout quand ces glandes deviennent fquirrheufes, ou s'ulcerent comme dans le circofele qu'on confond quelquefois avec le farcocele. *Kerckring, specil. anat. obf.* 76, a vu dans un chien les tefticules tellement adhérens l'un à l'autre, qu'ils ne formoient qu'un même corps. Cet accident n'a pu arriver à moins que la cloifon qui fépare le fcrotum n'ait été détruite. J'ai eu l'occafion de faire une obfervation finguliere dans un foldat. Ce malade avoit le ventre fort tumefié, les pieds œdemateux, & on croyoit qu'il avoit de l'eau dans l'abdomen. En ouvrant le cadavre on ne trouva prefque point de férofités dans le ventre, mais il y avoit une maffe confidérable qui étoit attachée au mefentere & au péritoine dans la region inguinale droite. C'étoit un véritable fteatome qui pefoit quarante livres. J'examinai avec beaucoup d'attention les parties de la génération. L'anneau du côté droit n'étoit point recouvert par le péritoine, & il étoit fi dilaté qu'on pouvoit y introduire trois doigts. Par cette ouverture le tefticule étoit rentré dans le ventre, parce que le cordon fpermatique étoit fteatomateux; il avoit contracté de fortes adhérences avec la surface externe de la tumeur du côté de la region iliaque. L'autre testicule étoit demeuré dans les bourses, où il y avoit une hydrocele. Je n'ai pu découvrir si le péritoine avoit été déchiré par le volume de la tumeur.

De l'adhérence des os.

Non-seulement les parties molles contractent des adhérences entre elles, comme nous venons de le voir, mais les os & les cartilages font sujets aux mêmes accidens. Il arrive souvent que les os qui se meuvent les uns sur les autres par le moyen des cartilages, s'attachent à ces mêmes cartilages, & que le mouvement de l'articulation a de la peine à se faire. Quand la synovie qui se trouve dans les articulations, & qui facilite leur jeu, s'épaissit, ou cesse d'être fournie dans ces endroits par quelque cause que ce soit, l'articulation est blessée, elle perd son mouvement : l'inaction & le contact trop long-tems continué produisent une adhérence. On demande s'il y a une autre cause de cette adhésion contre nature : je crois qu'elle peut avoir lieu, quand deux os qui se trouvent dans une partie comme le tibia & le peroné, le radius & le cubitus, ſont bleſſés ou caſſés en travers ; alors ſi on n'a pas ſoin de contenir les pieces fracturées par une méthode & un bandage particulier pour ces eſpeces de fractures, & qu'on ſerre trop fort les bandes, les pieces fracturées ne conſervent point en s'uniſſant la direction qu'elle doivent avoir. D'ailleurs cet accident eſt preſque toujours accompagné de carie, parceque le perioſte & le ligament interroſſeux trop fortement comprimés s'enflamment : il ſe forme des abcés, les fibres & les cellules oſſeuſes ſe détruiſent, & la moëlle ſe change en ſanie.

Des adhérences qui ſe forment dans le fœtus.

Nous allons parler préſentement des adhérences contre nature qu'on trouve dans le fœtus. Ce ſont l'imperforation de l'anus, celle du vagin, l'union des doigts, la langue attachée au palais, ou aux gencives, les paupieres unies l'une avec l'autre. On demande ſi les paupieres s'aglutinent par la chaſſie ou par une mucoſité qui paſſe par les conduits ciliaires. Je crois que les paupieres ſe trouvent rapprochées par un arrangement

ment

ment naturel. Lorsque l'embryon est entouré par les eaux de l'amnios, ce fluide empêche par la preſſion qu'il fait, sa pesanteur, que les paupieres couvrent, parceque les yeux de l'embryon seroient bleſſés, de toutes sortes de manieres par les eaux, si les paupieres reſtoient écartées l'une de l'autre.

Peut-on détruire l'adhérence des parties intérieures ?

Ce ne ſera ni par des remedes, ni par l'opération de la main qu'on remediera aux adhérences intérieures. Cependant le Chirurgien pourra remedier aux adhérences que les hernies contractent avec le péritoine. Le diagnoſtic & le prognoſtic de ces adhérences intérieures préſentent bien des difficultés ; par exemple, une douleur ſourde dans une partie quelconque qui fait ſes fonctions avec peine, comme une difficulté dans le mouvement de la reſpiration, une dureté dans les hypocondres, pourront-elles nous aſſurer que les parties ont contracté des adhérences ? un ſquirrhe, un ulcere peut produire les mêmes effets. L'adhérence des parties exiſte toujours quoique les accidens ſoient diſſipés : ainſi l'Art ne peut preſque rien pour détruire des maux si cruels.

On peut guerir les adhérences que les parties externes contractent entre elles. Dans ce cas les parties malades ne font pas si néceffaires à la vie, & la Chirurgie peut apporter beaucoup de fecours. Tels font l'incifion qu'on pratique au filet dans les enfans, celle qu'on emploie pour détruire les membranes qui bouchent l'anus, le vagin, le conduit de l'oreille, l'union des paupieres, celle des doigts, & des gencives aux levres. M, *Harttramfft* célebre Chirurgien m'a dit, que l'orifice du conduit de *Stenon* s'étoit bouché à la fuite d'un ulcere, & qu'il étoit furvenu une tumeur à la joue occafionnée par la falive retenue, Ce Chirurgien ouvrit la peau, & le conduit falivaire, il paffa un petit ftilet qu'il fit fortir par le dedans de la bouche, en écartant peu à peu les parois de ce canal. Il paffa un petit feton pour entretenir pendant quelque tems l'orifice ouvert, & il referma par la méthode ordinaire la plaie qu'il avoit faite à la joue. Je penfe qu'il est inutile de parler des différens moyens qu'on peut employer pour féparer les parties qui ont contracté des adhérences, d'autant plus que ces méthodes font décrites dans les ouvrages qui traitent des opérations de Chirurgie.

OBSERVATION sur un seul Rein trouvé dans un cadavre, par M. KALTSCHMIED.

Iene, 1755.

LEs reins ne font point exempts des variétés que la nature fe plaît fouvent à produire dans le nombre & la fituation de toutes les parties du corps humain. On en trouve ordinairement deux fitués au deux côtés de la région ombilicale fur les mufcles lombaires : leur couleur eft rouge, ils reffemblent à une féve, ils ont environ cinq ou fix travers de doigt de longueur, fur trois de largeur, & un & demi d'épaiffeur. L'Anatomie nous apprend que leur nombre varie. Dans certains fujets il n'y en a qu'un, dans d'autres il s'en trouve trois & quelquefois quatre. Une Dame de Iene m'a fourni l'exemple d'un feul rein placé du côté gauche : ce qui mérite d'être remarqué dans ce fait, c'eft que cette Dame eft morte fort âgée fans avoir aucune apparence de l'exiftence d'un calcul dans les reins ; mais peu de jours avant fa mort, elle reffentit dans la région lombaire gauche une douleur qui fut fuivie d'une fuppreffion d'urine, enfin tous les accidens augmentans de jour en jour, elle mourut accablée des douleurs les plus cruelles. A l'ouverture du cadavre on trouva la cavité intérieure de ce rein placé du côté gauche , exactement remplie par une pierre qui avoit été la caufe des douleurs , de la fuppreffion d'urine, & de la mort.

L'ouverture du cadavre d'un homme m'a fourni l'obfervation fuivante. Il n'y avoit qu'un rein placé fur les vertebres, il paffoit d'une région lombaire à l'autre, fa partie moyenne étoit recourbée en bas, il avoit dix pouces de longueur , quatre de largeur & deux d'épaiffeur. Sa membrane adipeufe commune , & fa membrane propre n'avoient rien de particulier , il ne différoit point non plus des autres reins, car les fubftances corticales & tubuleufes s'y trouvoient. La cavité intérieure ou le baffinet , étoit dilatée de la largeur d'un grand pouce ; elle contenoit, outre les productions ordinaires , c'eft à-dire, les mammelons des baſſinets, un grand nombre de petites ouvertures. L'artere émulgente droite avoit à peine deux lignes de longueur; elle partoit de l'aorte, & ſe rendoit au rein : la gauche naiſſoit par un ſeul tronc qui, après s'être partagé en deux, s'inſinuoit à la partie gauche du rein : la veine émulgente droite étoit à peine ſenſible ; elle s'inſeroit au côté droit du rein, & formoit en ſe continuant la veine ſpermatique : la gauche réunie d'abord dans un ſeul tronc ſe partageoit enſuite en deux rameaux & entroit dans le rein. Les arteres ſpermatiques tiroient leur origine de l'aorte, la veine ſpermatique droite venoit de la veine cave, & la gauche de la petite branche interne de l'émulgente. Tous ces vaiſſeaux après avoir traverſé la partie ſupérieure du rein aboutiſſoient aux teſticules : l'uretere du côté droit étoit d'abord diviſé en deux branches qui enſuite ſe réuniſſoient pour former un ſeul canal : le gauche traverſoit la partie ſupérieure du rein, & aboutiſſoit à la veſſie : ils s'y inſéroient l'un & l'autre ſuivant la maniere ordinaire.

OBSERVATION *sur une rate d'un volume extraordinaire dans un enfant âgé de huit ans, par le même Auteur.*

Iene, 1751.

J'Ai vu l'année derniere un enfant âgé de huit ans, qui avoit de l'eau dans le ventre : il fuffifoit de frapper legerement l'abdomen pour fentir & entendre la fluctuation. Cette tumefaction difparut par l'ufage des purgatifs qu'on fit prendre à cet enfant, & fa fanté fe rétablit pendant quelques mois. Cependant comme il réfufoit avec opiniâtreté tous les remedes qu'on vouloit lui faire prendre, la cacochimie pituiteufe qui n'avoit point été détruite, empêcha la circulation dans les vifceres : cet accident occafionna des mouvemens convulfifs accompagnés de douleurs cruelles dans l'abdomen : comme la répugnance que cet enfant montroit pour les remedes étoit invincible, la tumefaction du ventre devint beaucoup plus confidérable qu'elle n'avoit été. Elle fe manifefta furtout dans l'hypocondre gauche : l'enfant fut alors accablé de douleurs continuelles ; il survint une inflammation à la joue gauche , qui se termina par la gangrene & la mort. Je fis l'ouverture du cadavre qui me fournit les observations suivantes. Je ne trouvai dans l'abdomen qu'une demi livre de serosité épanchée : le rein gauche avoit quelque chose de singulier ; il étoit fait comme à l'ordinaire dans sa partie supérieure & inférieure , mais sa partie moyenne ne paroissoit qu'une couche graisseuse épaisse de deux doigts. Après avoir ôté cette graisse , je découvris le bassinet dont la capacité avoit deux doigts de largeur. Une pierre de couleur jaune, tricuspidale , dont la surface étoit inégale & raboteuse, & qui pesoit une demi-once , remplissoit exactement cette cavité , & bouchoit l'uretere. Il y avoit des glandes du mesentere qui pesoient six onces , & si dures qu'il est étonnant qu'elles aient pu laisser passer le chyle, d'autant plus qu'elles n'ont pû parvenir à ce degré de solidité, qu'après un assez long tems. Il est aussi étonnant que cet enfant ait toujours conservé son embonpoint, &, quoique dans les derniers tems de sa maladie, il ait été fans ceffe tourmenté par de vives douleuts, que même l'appetit lui ait manqué, on remarqua cependant qu'il avoit cru, & que les vaiffeaux de tout genre étoient affez remplis. La rate formoit cette tumeur que l'on remarquoit dans l'hypocondre gauche pendant les derniers mois de la maladie de cet enfant, elle rempliffoit tellement toute la cavité de cet hypocondre, qu'elle couvroit l'eftomac, qu'elle déprimoit le foie, & occupoit une partie de l'efpace que ce vifcere remplit ordinairement. La figure & la confiftance de cette partie n'avoient rien d'extraordinaire, mais fa couleur étoit comme celle du foie. Je péfai ces deux vifceres ; le foie péfoit une once & demie de plus que la rate, car celle-ci pefoit quinze onces, & l'autre pefoit une livre une once & demie. La rate n'étoit ni fquirrheufe, ni ulcerée. Ses vaiffeaux n'étoient point trop engorgés, car la veine fplenique paroiffoit peu remplie ; & fi le fang avoit féjourné dans la rate, la tumeur qui exiftoit depuis quelques mois, fe feroit enflammée & feroit dégenerée en fquirrhe ou en ulcere. Cependant la couleur de la rate pou-voit faire croire qu'il fe portoit plus de fang dans cette partie, que les vaiffeaux n'en pouvoient contenir; d'ailleurs les douleurs que cet enfant reffentoit pendant les derniers mois de fa vie lorfqu'on touchoit la tumeur , indiquoient un commencement d'obftruction & d'engorgement : ainfi il paroît que cette rate n'a point acquis cette grandeur exceffive par une furabondance de fucs nourriciers , mais par la dilatation graduée des vaiffeaux fanguins. La pefanteur de cette partie mérite d'être obfervée. Le poids ordinaire de la rate d'un adulte eft de douze onces ; celle de ce fujet âgé de neuf ans en pefoit quatorze. Au refte, comme je l'ai déja remarqué , elle avoit confervé fa forme ordinaire , excepté que la partie inférieure du côté du ventricule qui eft toujours convexe dans l'état naturel , étoit concave , & que cette partie avoit plus de fept pouces de longueur , pendant que dans un adulte à peine a-telle cette mefure.

OBSERVATIONS *sur la difficulté de la déglutition, par M.* VATER, *Professeur en Medecine à Wittemberg, Membre des Académies de Londres, de Berlin, & des curieux de la nature.*

Wittemb. 1750.

OBSERVATION PREMIERE.

UN Particulier de cette Ville, sentit, en buvant un bouillon, une douleur à l'entrée de l'œsophage, & une grande difficulté d'avaler. En visitant le vase dans lequel ce bouillon avoit été fait, on trouva de petites parcelles d'os; c'est ce qui fit juger que les douleurs que le malade ressentoit, venoient de ce que quelques-unes de ces parcelles s'étoient arrétées dans l'œsophage. On envoya chercher un Chirurgien, qui, pour faire descendre ce corps étranger dans l'estomac, se servit d'un stilet flexible à l'extrêmité duquel il y avoit une éponge trempée dans l'huile. Ce secours fut infructueux, car la douleur devint plus considérable, soit parceque ce petit os dérangé de l'endroit où il étoit resté, avoit blessé l'œsophage, soit parcequ'il avoit été poussé dans la propre substance de l'œsophage. On ne peut rien assurer de positif à cet égard, parcequ'on n'a jamais pu appercevoir ce corps étranger. La douleur & la difficulté d'avaler devenant de plus en plus incommodes, je conseillai au malade de boire de l'huile mêlée avec une décoction d'avoine, & de boire beaucoup de ce mélange. Ce remede ne causa aucun soulagement. La présence de ce corps étranger produisit des accidens cruels. Une douleur très vive à la tête, la tumefaction du visage, une forte pression entre les deux épaules, des spasmes & des engourdissemens dans toutes les articulations, faisoient craindre pour les jours du malade. Je fis mettre autour du col des cataplasmes émolliens; je fis introduire encore une autre fois dans l'œsophage l'éponge, pour tâcher de déranger le corps étranger : aucun des moyens que je mis en usage ne réussit : la nature voulut guerir elle-même le malade : en effet il vomit une très grande quantité de matiere purulente, & fut soulagé d'abord. Ses dou

D vj

leurs cefferent , & la déglutition devint
infenfiblement plus aifée.

OBSERVATION II.

Une fille me pria de la guérir d'une
fievre intermitente dont elle étoit incommodée depuis long-tems. Je prefcrivis les remedes ufités en pareil cas.
Cette fievre devint continue , & fut
accompagnée d'anxietés , de délire ,
& d'abattement des forces. Il furvint
tout à coup à cette malade un tel refferrement de toutes les parties du gofier ,
qu'à peine pouvoit-elle refpirer & avaler : elle parloit fi difficilement qu'on
avoit bien de la peine à l'entendre.
Comme le ventre n'étoit point libre ,
je prefcrivis un lavement fimple. En allant à la garderobe elle rendit avec
beaucoup de douleurs & d'efforts, quelque chofe de fort dur qui fit du bruit
en tombant dans le baffin. Cette évacuation appaifa les accidens. Le do-
meftique curieux de voir ce que fa maî-
treffe avoit rendu , caffa avec un morceau de bois ce corps dur , & il trouva
au milieu de cet excrement qui étoit
gros comme une noix , un morceau de
verre. Cette malade me dit qu'en buvant de l'eau dans un verre , deux ans

auparavant que tous ces accidens euffent paru, le verre s'étoit caffé entre
fes dents, & qu'elle en avoit avalé fans
doute un morceau fans s'en appercevoir.

OBSERVATION III.

Je fus prié de voir un homme qui
avoit depuis quelque tems une douleur
à la region épigaftrique. Cette douleur
fe faifoit fentir jufques au dos ; elle
étoit accompagnée de naufées & d'une
toux violente. Le malade crachoit une
matiere pituiteufe, & fe plaignoit fur
tout d'une grande difficulté d'avaler.

Je regardai ce mal comme le produit
d'une faburre que renfermoit l'eftomac,
& de crudités contenues dans les premieres voies, parceque le malade me
dit qu'il étoit accoutumé à vivre fans
regime. Je lui fis prendre un vomitif
qui fit peu d'effet. La douleur conti-
nuoit toujours, & la difficulté d'avaler
devint fi forte, qu'il n'y avoit que les
liquides qui pouvoient entrer dans l'eftomac, encore y entroient-ils avec
bien de la peine. Comme le vomitif n'a-
voit point agi comme je l'efperois, puifqu'il n'avoit pas procuré du relâche,
je foupçonnai qu'il y avoit un vice dans

les parties solides comme un polype
dans l'œfophage, ou une tumeur fquirrheufe, ou un abcès. Je fis part de mes
foupçons au malade, & je lui dis que
fa maladie paroiffoit être fort dangereufe. Il lui furvint quelques jours après
un tel refferrement des parties du gofier, qu'on craignit qu'il ne fuffoquât :
en vomiffant une grande quantité de
fang, il rendit un corps membraneux
& charnu, long & épais comme le doigt.
La fortie de cette maffe foulagea le malade pour un moment, car la douleur
revint peu de tems après, & augmenta confidérablement. Je lui demandai
s'il n'avoit point reçu de coup à la région épigaftrique ou au dos : il me dit
qu'il y avoit deux ans qu'il étoit tom-
bé fur un efcalier, & que cette chûte
avoit produit une forte contufion au
dos dans le même endroit où il reffentoit la plus grande douleur, mais que
depuis ce tems il n'avoit eu aucune incommodité. La douleur vive dont ce
malade étoit tourmenté demandant des
remedes propres à le foulager promptement, il n'étoit pas aifé de fatisfaire
à cet objet, parceque la déglutition ne
pouvoit fe faire. La conftipation étant
un des accidens qui tourmentoient le ma-

lade, je lui fis prendre des lavemens faits avec la décoction d'herbes émollientes : on donnoit ces remedes plusieurs fois par jour , & le malade les gardoit le plus long-tems qu'il pouvoit. Après avoir pris deux lavemens, il ressentit une douleur si vive dans le ventre , qu'il tomba dans des convulsions terribles ; les doigts se contracterent, un froid violent se répandit sur tout le corps : le malade ne sortit de cet état affreux qu'à mesure qu'on lui faisoit des frictions sur toutes les parties. Aussitôt que ces accidens eurent cessé, le malade eut envie d'aller à la garderobe , & rendit d'abord une grande quantité de sang, ensuite une masse informe plus grosse que le poing. Je l'examinai, & je vis que c'étoit une substance membraneuse & polypeuse. Il sortit encore quelques parcelles de ces membranes pendant plusieurs jours. Le malade se plaignoit d'une douleur dans l'intérieur des intestins , pareille à celle qu'on ressent quand ces parties sont blessées ou excoriées. La douleur aigüe qui tourmentoit ce malade , la foiblesse , les spasmes qui avoient précédé la sortie de ce corps étranger, la grande quantité de sang qui étoit sorti par les selles , déno-

toient que cette maſſe charnue s'étoit
formée dans la propre ſubſtance de
quelque inteſtin. La ſortie de ce corps
étranger ne ſoulagea point le malade :
la douleur demeura toujours fixe à la
region de l'eſtomac , & s'étendoit juſques au dos : la déglutition devenoit de
plus en plus difficile. J'eſſayai de lui
faire avaler un peu de mie de pain mêlée avec du ſucre & du vin de Mal-
voiſie , mais il vomit auſſitôt ce mélange. Je priai le Chirurgien d'introduire dans l'œſophage une éponge attachée à un morceau de baleine , & de
la faire pénetrer juſques dans l'eſtomac, pour pouvoir déranger , ſi il étoit
poſſible , ce qui s'oppoſoit au paſſage
des alimens. La réſiſtance qui ſe trouva
à l'orifice de l'eſtomac fut très forte ;
cependant le Chirurgien pénétra avec
l'inſtrument juſques dans la cavité de
l'eſtomac , mais voyant que cette opération cauſoit trop de douleur au malade , il retira l'éponge remplie de ſang.
Cette tentative donna au malade la
facilité de boire ſans douleur un verre
de biere. Depuis cet inſtant il ne put
plus rien avaler. L'abattement des forces , le délire , la fievre terminerent ſes
jours. Je crus que l'ouverture du cada-

vre me feroit voir quelque grosse masse charnue à l'orifice de l'estomac, mais je n'apperçus dans cet endroit qu'un retréciffement considérable, & des rugosités causées par la tumefaction des membranes. Dans le lieu où étoit ce gonflement, il y avoit une tache livide tirant sur la couleur bleue. C'est vraisemblablement à cet endroit où étoit attachée cette masse polypeuse que le malade avoit vomie. On voyoit dans l'Ileum un semblable retréciffement ; il y avoit aussi des rugosités pareilles à celles que j'avois trouvées à l'orifie de l'estomac, & une tache bleue; c'est ce qui me fit croire que c'étoit de là que s'étoit détachée cette autre masse charnue qui avoit été rendue par les selles. Les autres parties du ventre étoient dans l'état naturel. Je vis quelques vers dans les intestins.

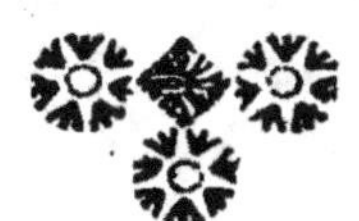

OBSERVATION *sur une Ero-sion considérable des tégumens à la poitrine , par* M. CRANTZ, *Professeur en Medecine à Vienne.*

Nuremb. 1757.

UN enfant âgé de quatorze jours eut un tubercule dur & rouge au mammelon gauche. Il étoit difficile de découvrir la cause de cet accident. La mere employa pour calmer les douleurs du malade la farine de féves appliquée chaudement sur l'endroit douloureux, mais ce remede ne fit qu'augmenter la tumeur. Quatre jours après il se fit une suppuration d'un si mauvais caractere, que toute la partie glanduleuse du sein, la peau, le pannicule adipeux qui recouvre les muscles pectoraux, les extrêmités des muscles dentelés, & une partie des muscles obliques furent détruits. Les bords de cet ulcere étoient d'un jaune cendré, les muscles avoient une couleur rouge fort vive, ils étoient disséqués aussi bien qu'auroit pu faire le plus adroit Anatomiste. Le tissu cellulaire qui enveloppe les fibres musculeufes & le tendon du mufcle pectoral n'avoient point été entamés par la pourriture. On voyoit fenfiblement l'action du mufcle pectoral, le mouvement des fibres, leur contraction, leur relâchement, à proportion qu'on éloignoit ou qu'on approchoit le bras de la poitrine. On mettoit fur cet ulcere l'eau de chaux mêlée avec une petite partie de mercure fublimé corrofif.

Huit jours après je vis cet enfant : il s'étoit fait une regénération des tégumens avec le pannicule adipeux, le mufcle pectoral droit, les infertions dentelées des mufcles du ventre. Cette regénération étoit fi parfaite qu'on n'auroit jamais pu croire qu'il y eut eu une déperdition de fubftance dans cet endroit. On ne voyoit aucune trace de cicatrice, ni aucune dureté.

Le mufcle pectoral gauche n'étoit pas encore tout-à-fait recouvert, & cette réunion ne s'étoit pas faite comme la premiere ; car dans l'efpace qui fe trouvoit entre le fternum, & l'endroit ou avoit été la mammelle gauche, le mufcle étoit encore découvert de la largeur d'un louis d'or. Les tégumens en fe rapprochant fe fronçoient comme il arrive aux levres quand on veut fiffler.

On voyoit entre les gros plis que faisoient les tégumens froncés, deux endroits cicatrisés gros comme la tête d'une forte aiguille, de sorte qu'on auroit pu croire qu'on avoit fait dans cet endroit une suture pour rapprocher les bords de cet ulcere. Il arriva de cet arrangement fait par la nature seule, que la partie antérieure gauche de la poitrine étoit plus enfoncée que la droite, plus pointue vers les parties laterales & poussée en dehors. Cet accident causoit une toux continuelle à cet enfant. Il se portoit d'ailleurs assez bien. J'ai entendu dire qu'il avoit été parfaitement guéri.

Il n'y a personne qui ne reconnoisse par le détail de cette maladie l'inflammation caustique dont l'illustre M. *Quesnay* a parlé dans son Traité de la gangrene ; mais quelle a été la cause de cette maladie ? seroit-il possible qu'il se trouvât une telle malignité dans un sang si nouveau, & dans un corps si délicat ? ces accidens procederoient-ils de la verole qu'auroient donnée à cet enfant le pere ou la mere, ou plutôt ne viendroient-ils pas de la mauvaise nourriture ?

DISSERTATION *sur les Abcès cachés, par M. Ludwig, Professeur en Medecine.*

Leipsic, 1758.

LA nature des fievres, les variétés, les symptomes qui les accompagnent, les frissons, les chaleurs qui leur succedent, le mouvement des fluides, la résistance des solides, le choix des remedes propres à calmer la violence du mal, & ceux qui rétablissent les forces du malade, présentent beaucoup de difficultés, soit dans la théorie, soit dans la pratique. Cependant cet examen me paroît utile, & même absolument nécessaire : en effet, on ne peut reconnoître les causes cachées des maladies, les changemens qui leur arrivent & leurs effets, que par une observation exacte de tous les phénomenes qui se présentent : la connoissance de la structure des solides & des fluides, nous aide beaucoup aussi. Mais comme il est assez souvent difficile d'avoir des connoissances bien exactes de toutes ces choses, il faut que ce soit l'ob-

servation qui nous conduise , & qui
guide notre jugement. J'ai fait quelques
remarques sur les mouvemens extraordinaires qui arrivent dans nos humeurs
avant la formation des abcès , & sur le
siege caché des dépots que produisent
certaines fievres ; ce sont de ces remarques dont je vais parler. Elles me paroissent renfermer des points de pratique qu'on ne peut trop approfondir.

Les particules dépravées de nos humeurs causent des maladies qui alte-
rent la bonne qualité du sang & des autres liqueurs. Le défaut dans le régime
en est la source la plus ordinaire : lorsque les matieres superflues ou nuisibles
qui doivent être chassées par les différens émonctoires du corps humain sont
retenues , elles se développent de plus
en plus par des circulations réiterées ,
& acquierent une qualité corrosive. Ces
particules sont quelquefois enveloppées
pendant long-tems par la viscosité naturelle du sang, & ne produisent presque
aucun désordre ; quelquefois aussi en-
gagées dans le torrent de la circulation , elles occasionnent de certaines
langueurs , & des lassitudes dans les
membres ; mais lorsque la circulation
devient plus forte par quelque cause

ue ce puisse être, elles sont brisées
ar la force des solides, & sont expul-
ées de la masse par les excrétoires ordinaires. C'est ainsi que des liqueurs
ont le mélange ne s'est pas fait parfaitement, reprennent une bonne qualité. Une circulation ordinaire, sans être
aidée de la fievre, produit ces effets
dans des sujets bien constitués. Nous
remarquons même qu'un temperament robuste, se délivre heureusement
des maladies dont il est menacé.

Ce mélange exact de nos humeurs
& les changemens qu'elles doivent su-
bir, si nécessaires à la conservation de la
santé, ne se font pas toujours, car si
les particules dépravées sont trop intimement liées ensemble, leur séparation ne peut se faire, à moins qu'il ne
survienne des mouvemens fébriles de
différente nature ; quelquefois, quoiqu'il arrive quelques agitations extraordinaires, un calme succede presque semblable à celui qui se fait après
le mélange naturel de nos humeurs, &
que nous observons dans la meilleure
santé. Quelquefois une crise violente
chasse la matiere maligne par différentes voies, quand la coction en a été
faite. Souvent le développement des

particules dont le mélange a été impar-
fait, produit des difpofitions tantôt in-
flammatoires, tantôt putrides ; les nerfs
en font affectés, les forces du malade
fe perdent, & la mort ne tarde pas à
arriver. Ce ne font pas là les feuls changemens qui arrivent dans le cours des
fievres, car la matiere morbifique corrompue, brifée & attenuée par la circulation, ne pouvant s'échapper par
les voies excrétoires, produit des exan-
themes à la peau, qui ont plus ou
moins de malignité, ou des dépôts dans
différentes parties. Je ne parlerai pas
de toutes ces maladies, j'examinerai
feulement les abcès cachés, c'eft-à-di-
re, ceux qui fe forment dans les parties intérieures ; enfuite les abcès des
glandes & ceux du tiffu cellulaire ; cela
nous fera connoître les différens changemens produitspar cette métaftafe.

Si les dépôts d'une matiere morbifique répandue dans la maffe des humeurs, fe forment fous la peau, ils
font faciles à reconnoître & à fuivre
dans leurs différens états. Il arrive une
tumeur douloureufe, rouge, qui nous
engage à apporter toute notre attention. Nous la fuivons lorfqu'elle commence à paroître, & dans les progrès
qu'elle

qu'elle fait , nous voyons que ces progrès fucceffifs font accompagnés de la
fievre ; nous reconnoiffons les différens
degrés d'inflammation, nous apperce-
vons que le pus fe forme , que la fluctuation devient fenfible , & que nous
devons ouvrir les parties fous lefquelles cette matiere qui a fouffert la coction, s'eft raffemblée. Ces tumeurs critiques fe forment le plus ordinairement
dans les parties glanduleufes, vers la
gorge , les oreilles, les aiffelles , les
aînes ; quelquefois elles fe fixent dans
le tiffu cellulaire , elles y durciffent
dans les commencemens, fe ramolliffent
enfuite , & finiffent par fuppurer.

Il eft néceffaire de faire quelques
réflexions générales fur la formation
des abcès des glandes. La matiere
morbifique fe dépofe t'elle dans le corps
de la glande ? fe dépofe-t'elle feulement dans le tiffu cellulaire qui entoure
les glandes ? Il paroît d'abord que les
glandes fe laiffent pénétrer dans toute
leur fubftance , & jufqu'aux extrêmités
de leurs plus petits vaiffeaux par la matiere morbifique ; on pourroit donc
dire que l'amas & la formation de la
matiere purulente doit néceffairement
caufer la deftruction de la glande. Mais

quand on examine ce fait avec attention, il paroît au contraire que le pus
se porte seulement dans le tissu cellulaire qui entoure les glandes, que c'est
dans cet endroit que l'inflammation &
le pus se forment, & que lorsque toute la matiere est sortie, la glande re-
prend son premier état & sa fonction
ordinaire. Les tumeurs critiques qui arrivent à la parotide nous en fournissent
des exemples fréquens. Dans ce cas,
l'évacuation du pus est suivie du parfait rétablissement de la glande, dont
la dureté disparoît, & qui peut ensuite
filtrer la salive comme auparavant. Je
conviendrai cependant que les glandes,
soit par la mauvaise qualité des matieres stagnantes, soit par un traitement
peu méthodique, peuvent devenir squir-
rheuses, ou laisser des ulceres calleux qui
empêchent les fonctions de cette partie, & qui avec le tems la détruisent
entierement.

En effet, si dans ces sortes d'abcès, le
pus reste trop long-tems autour de la
glande, ou s'il contracte de l'âcreté,
le tissu cellulaire est bientôt détruit;
il arrive que les petites parties qui
constituent la glande, perdent leur
mollesse, & ne reçoivent que fort dif-

sciement l'humeur que les vaisseaux du tissu cellulaire y apportent. Elles acquie-rent une si grande dureté que la glande ne peut plus contribuer à la secrétion : alors on a à craindre un squirrhe que différentes causes pourront faire dégé-nérer en cancer, & qui produit à la fin une maladie chronique. Cet accident peut aussi être les suites, 1°. de l'usa-ge inconsidéré des remedes tempérans qu'on fait prendre pour modérer la for-ce de la fievre dans le tems que l'ab-cès se forme : 2°. de l'application des topiques discussifs sur la tumeur, qui em-pêchent la supuration de se faire , & dé-truisent le mouvement qui doit la procu-rer ; par ce moyen l'humeur déposée ne peut acquerir le degré de coction dont elle a besoin, elle se durcit, & pro-duit une tumeur qui contracte aisément un caractere de malignité. Il peut mê-me survenir une maladie très dange-reuse, si des humeurs viciées s'amas-sent dans un corps déja malade, y éta-blissent une suppuration ; alors un pus de mauvaise qualité, ou une sanie icho-reuse corrode, détruit & ulcere les pe-tites parties qui composent les glandes : la détersion & la guérison de ces ulceres ne peuvent fe faire , parcequ'ils font perpétuellement humectés par une lymphe qui a acquis trop d'âçreté. L'ufage imprudent des tentes mifes dans une ouverture trop petite , retient le pus , le rend âcre , & produit une partie de ces malheurs. Non-feulement le tiffu cellulaire qui unit toutes les parties qui conftituent les glandes , qui les entoure de toutes parts ; celui qui fert à l'union de toutes les autres parties , furtout des mufcles , & qui eft parfemé d'une grande quantité de glandes , fe laiffe pénétrer par la matiere morbifique qui s'y dépofe par metaftafe , il l'amaffe & la digere : il n'eft pas difficile de connoître ces efpeces de congeftions , puifque le taçt , la douleur & la tuméfaction de la partie fourniffent des fignes fi fenfibles : ils nous font connoître en même tems l'exiftence de la matiere cachée & les changemens qu'elle a éprouvés. En effet la dureté qu'on remarque dans une partie qui augmente peu à peu dans le commencement jufqu'à ce que la matiere morbifique foit raffemblée , devient plus molle à proportion que la fievre eft plus ou moins violente , & elle augmente de volume par l'affluençe des

humeurs qui hâtent & favorifent la fup-
puration, la peau enflammée a de la
tenfion, c'eft ce qui augmente & accelere la coction de la matiere morbifique, enfin la fluctuation qu'on fent
dans la tumeur, exige qu'on faffe fortir le pus. Il ne faut pas même retar-
der cette incifion, lorfque la peau trop
épaiffe a de la peine à s'ufer, ou lorfqu'il
s'y fait de petites ouvertures incapa-
bles de laiffer fortir librement le pus ;
cette operation eft d'autant plus facile
qu'elle confifte à n'ouvrir que les tégumens, & qu'on n'a point à craindre
de bleffer des parties importantes.

La maladie devient beaucoup plus
dangereufe, & exige beaucoup plus
d'attention, fi le dépôt s'eft formé dans
quelque partie profonde ; ceux qui font
chargés du malade ne peuvent favoir
fi la matiere fe diffipera à la longue,
fi elle reftera dans l'endroit où elle eft,
ou fi les mouvemens febriles & les friffons qui les précedent ou leur fucce-
dent, font produits par ces deux caufes.
Le Medecin a deux reffources pour détruire cette incertitude : l'examen de
la nature de la maladie & de fes progrès lui en fournit une ; l'Anatomie lui
en préfente une autre : il peut trouver

par un examen exact des parties, le
fiege de la maladie cachée. En effet, fi
on reconnoît que la fievre eft produite
par une matiere corrompue qui circule
avec les humeurs, fi après des fignes
certains de crudités accompagnées d'accidens graves, on apperçoit des mar-
ques d'une coction prête à faire, fi en
même tems les mouvemens intérieurs
fe calment fubitement, fi on ne remarque pas un calme parfait qui foit fuivi
de la diminution fucceffive des fymptomes, ou une forte crife qui favorife
les excrétions, alors on ne peut point
douter que la matiere morbifique ne
foit arrêtée dans quelque partie, &
qu'à la premiere occafion elle peut fe
développer & paroître. Mais comme
les malades fe trouvent mieux après
ce changement, le Medecin ne doit pas
y avoir de confiance, il peut fe tromper
en même tems que le malade par l'ef-
pérance que la guerifon fe fait quoique
lentement : il faut au contraire qu'il
examine tous les jours avec beaucoup
d'attention les changemens qui arrivent à la maladie, & qu'il s'affure fi
effectivement elle fe diffipe peu à peu,
ou fi les fymptomes de la maladie qui,
à la vérité ne font pas évidens, mais

qui ne font peut-être que cachés , ne cherchent point à reparoître : dans ce dernier cas des friffons vagues , de legeres chaleurs , une efpece de langueur, une fievre lente , indiquent que la maladie n'eft pas tout-à-fait détruite. Le Medecin prudent doit reconnoître facilement par ces fignes que la matiere morbifique eft encore rétenue , & qu'un nouvel accès de fievre peut contribuer à fon développement ; alors plus fes foupçons lui paroiffent fondés & juftes , plus il doit être attentif à tous les changemens qui peuvent arriver. En effet, cette tranquillité apparente, ne doit pas l'affurer que la maladie fe détruira peu-à-peu, il ne faut pas qu'il attende un nouveau redoublement pour redoubler fes foins & fon attention, il faut au contraire qu'il examine les fymptomes les plus legers , qu'il compare les efforts que la maladie cachée fait pour paroître , avec la difpofition univerfelle du corps, qu'il les aide, & qu'il remarque tous les mouvemens qui fe paffent dans l'œconomie animale.

C'eft pourquoi celui qui fe charge de guerir une maladie doit, quand il arrive des mouvemens contre nature, quoi-

E iv

que vagues & très legers, non-seulement avoir égard au pouls & à la refpiration, mais encore examiner avec
foin les parties où le malade reffent une
douleur fixe, quoique legere, prendre
garde à la dureté, ou à la moleffe d'une
tumeur naiffante, & aux abcès qui font
déja formés quoique placés dans des
endroits profonds. Un examen de cette efpece exige beaucoup d'attention ;
car il faut fe rappeller la connexion
naturelle des parties, les endroits où il
y a plufieurs mufcles placés les uns fur
les autres, l'épaiffeur plus ou moins
forte du tiffu cellulaire qui les unit :
avec ces précautions où il faut employer toute l'exactitude poffible, on
découvre le foyer de l'abcès caufé par
la matiere morbifique.

Si pendant la formation d'un abcès,
le malade cherche quelque fituation
commode pour diminuer fes douleurs,
& qu'il dife qu'il ne fouffre point, ou
qu'il fouffre moins quand il eft dans
cette fituation, on doit faire attention
à cette circonftance ; elle eft utile pour
faire connoître fouvent le fiege & le
caractere de la maladie. Elle fera découvrir par le tact dans quel endroit
eft la tumeur, elle fera juger s'il eft à

propos de favoriser la congestion de la matiere purulente dans l'endroit où elle se porte d'elle-même, ou si en donnant une autre situation à la partie malade, on peut déterminer cette matiere à passer dans un lieu plus commode & plus propre pour faire l'incision. Il faut aussi n'appliquer que des topiques émolliens pour ramollir les parties, pour procurer la coction des matieres, & les préparer à être évacuées.

Lorsqu'on a joint à ces précautions les préparations convenables, on fait l'ouverture de la tumeur. Il arrive quelquefois que la différente direction du tissu cellulaire, & la situation des parties où la matiere s'est rassemblée, l'obligent à prendre une autre route que celle qui devroit la conduire vers les parties extérieures. Ce changement de direction dérange souvent le Chirurgien, & peut avoir des suites dangereuses pour le malade : il faut alors faire tout ce qu'on peut imaginer pour que la matiere prenne la voie la plus convenable & la plus naturelle : si on ne peut l'empêcher, on aura soin d'éviter d'intéresser dans l'incision les tendons, les nerfs, les gros vaisseaux, & de couper suivant la direction des fibres.

E v

Il reste encore plusieurs choses à considérer par rapport à la formation & à l'ouverture de l'abcès. Elles concernent la constitution particuliere du sujet, par exemple , son embonpoint, ou sa maigreur plus ou moins considérables , le caractere particulier de la maladie qui a fait naître l'abcès , les forces du malade qui accelerent plus ou moins promptement la collection , & la coction de la matiere , la nature des humeurs saines ou corrompues qui nous fait juger de la bonne ou mauvaise qualité du pus , qui peut avoir corrodé les parties voisines , sa malignité , & sa nature sanieuse qui est toujours d'un mauvais caractere.

Je pourrois faire valoir ces préceptes généraux en rapportant plusieurs observations d'abcès dans la gorge , de collections de matiere purulente dans le foie & dans les autres visceres , enfin d'abcès qui se forment dans les os après la petite verole ; mais les bornes de cette dissertation ne me permettent pas d'entrer dans tous ces détails. Je rapporterai seulement deux faits qui confirment la vérité de la doctrine que j'ai établie.

Une femme de foible complexion, devint grosse pour la premiere fois ;

elle ressentoit de legeres douleurs pour accoucher : la sage-femme ignorante les accelera par différens moyens. Quoique l'accouchement fût naturel, la malade eut des douleurs fort vives & fort longues, des mouvemens spasmodiques, & une tension très considérable des parties de la génération. Ces accidens jetterent l'accouchée dans un accablement général : peu de tems après que l'enfant fût né, elle ressentit dans l'aîne droite une douleur qui arrive assez souvent après les accouchemens difficiles, & qui est causée par la tension des ligamens ronds de la matrice. Cet accident qui n'est d'aucune importance quand on en connoît la cause, & qu'on sait y remedier, fut négligé dans son commencement par la malade & par ceux qui en prenoient soin. La malade pour modérer ses douleurs, se couchoit sur le côté droit : elle tenoit ses cuisses relevées, & rapprochées ; par cette situation elle comprimoit la région des aînes, & empêchoit un abcès qui se formoit dans cette partie, & qui étoit la suite de l'inflammation, de se manifester en dehors. Le pus se fit une route sous le péritoine vers le muscle iliaque, s'insinua jusqu'à

E vj

l'attache des muscles abdominaux dans la région lombaire, à la postérieure de la crête de l'os des iles. L'augmentation des accidens fit reconoître qu'il s'étoit formé un abcès dans cet endroit ; on l'ouvrit, on fit suppurer l'endroit malade; on s'occupa ensuite à rétablir les forces de l'accouchée, & il se fit une cicatrice très ferme. Six mois après la malade ressentit de nouvelles douleurs dans l'abdomen. Je fus appellé pour la secourir ; j'examinai la cicatrice, je m'informai exactement de tout ce qui s'étoit passé & de l'état présent de la malade. Quoique la douleur qu'elle ressentoit ne s'étendît point vers la cicatrice ni dans la partie inférieure de la région lombaire, mais vers la région iliaque droite, je jugeai qu'il y avoit un abcès caché causé par un reste du premier. Il s'agissoit de faire une incision pour faire sortir le pus, mais je ne trouvai point d'endroit où il se manifesta. Comme il y avoit une tension extrême de tout le ventre, je sentis quelques jours après une fluctuation dans cette partie qui me fit croire qu'elle étoit pleine d'eau. Je fis faire la ponction ; on tira une grande quantité d'eau & de pus. La malade fut soulagée après cette évacuation. Je crus que l'eau & la matiere purulente étoient seulement rassemblées entre le péritoine & les muscles. J'esperai pouvoir empêcher une nouvelle collection de pus, & une nouvelle tumefaction du ventre, en appliquant un bandage qui comprima cette partie modérément. Ce secours ne fut d'aucune utilité, car il se fit une metastase de la matiere morbifique. La malade rendit pendant plusieurs jours une grande quantité d'urine mêlée de pus, & comme la matiere étoit sans cesse repompée par les vaisseaux & portée au dehors par un mouvement naturel, le péritoine se réunit avec les muscles. La malade a été parfaitement rétablie : quelques années après elle eut un accouchement fort heureux. Elle ne jouit pas d'une santé fort robuste, parceque son tempérament a été très affoibli par la maladie dont je viens de parler.

Une femme accablée de pauvreté & de différentes maladies que je n'ai point traitées, & dont je n'ai pu être instruit, devint boiteuse du côté droit sans qu'aucune cause externe y ait contribué. Comme on ne put apporter de remede à cette incommodité dont on ignoroit la cauſe, la cachexie fit de tels progrès, que la malade y ſuccomba. Le Chirurgien chercha la cauſe de la claudication, il ne trouva rien de dérangé dans l'articulation de la cuiſſe. Il fit des recherches ſur les viſceres du bas ventre, & découvrit une tumeur dans la region lombaire : il trouva le muſcle pſoas du côté droit très tendu & très livide, il le fendit ; auſſitôt il en ſortit une grande quantité de ſanie mêlée de pus, & pluſieurs fragmens d'os.

Cet abcès eſt ſans doute l'effet des mouvemens febriles qui ont agité & cauſé la collection d'une matiere morbifique dans un endroit caché ; le ſéjour qu'elle y a fait a excité des douleurs ; étant placée ſous le pſoas, elle a rendu difficile l'action de ce muſcle. Cet abcès ne s'eſt pas formé ſous le pſoas, mais ſous le ligament commun qui joint antérieurement le corps des vertebres & ſous le perioſte. La matiere avoit corrodée la dixieme vertebre du dos, & avoit cauſé une carie à toute ſa partie gauche : l'onzieme vertebre étoit dans le même état, la douzieme étoit preſque totalement détruite, il ne reſtoit que la partie poſtérieure de ſon corps. Le ligament dont je viens de parler, sous lequel l'abcès étoit placé, a assez de force ; cependant vers la douzieme vertebre du dos, & la premiere des lombes, il devient plus mince selon la remarque de *Weit-brecht. Syndesmologia* ; c'est dans cet endroit où il a été détruit. Le corps de la premiere vertebre des lombes n'existoit plus ; la partie antérieure & supérieure de la seconde étoit totalement cariée : de cet endroit la matiere est descendue du côté gauche, & s'est insinuée lateralement sous le psoas. Elle a corrodé l'apophyse transverse gauche de la seconde vertebre des lombes. L'action du psoas a été dérangée par la matiere, & a été la cause de la claudication, puisque ce muscle conjointement avec l'iliaque, sert à lever la cuisse, & contribue à la progression ; c'est pourquoi cette fonction ne se faisoit qu'avec douleur ; c'est aussi pourquoi le corps de la malade se portoit plus du côté droit que du côté gauche. On auroit fait des observations plus amples si on avoit examiné plus attentivement toutes les parties intéressées dans cet abcès. Nous remarquerons encore que les érosions & les ulceres qui arrivent aux corps des vertebres des en-

fans peuvent caufer la courbure de l'é-
pine , & que dans les adultes la colom-
ne vertebrale étant affermie par des
ligamens plus fermes & par des mufcles plus forts , fi le corps d'une ou deux
vertebres vient à manquer , la figure
de l'épine ne change point. Dans le
cas que je viens de rapporter , la moëlle de l'épine quoique fort voifine de la
matiere purulente , n'a point été affectée. Le ligament commun pofterieur ,
appellé bande longitudinale poftérieure, eft étroit aux lombes, cependant fes
expanfions filamenteufes ont garanti
l'enveloppe de la moëlle de l'épine de
l'impreffion de l'humeur ftagnante &
corrofive , ainfi que les nerfs qui en
partent. Il y a tout lieu de croire que
cette femme a eu la refpiration difficile ; car quoique les piliers du diaphragme n'euffent point perdu entierement
leur fituation , & que leur attache à la
feconde , troifieme & quatrieme vertebre des lombes fût affez folide , cependant la partie mufculeufe trop étendue , ne devoit pas fe contracter aifément , & devoit gener la refpiration.

OBSERVATIONS *sur la* Phthifie pulmonaire des Enfans, *par* M. ROEDERER.

Gotting. 1758.

I.

Ulcere du Poumon.

LES enfans qui font dans l'atrophie & la maigreur extrême, ont affez fouvent des duretés fquirrheufes dans les glandes du mefentere. J'ai cependant remarqué que leurs poumons étoient attaqués du même mal. Un enfant phthifique âgé d'un an avoit tout le poumon droit fquirrheux & ulceré. Le lobe fupérieur, vers fa partie poftérieure, étoit principalement affecté. Un de ces fquirrhes renfermoit une matiere femblable à du miel : & avoit dans fon milieu une cavité pleine de pus. Tous les fquirrhes font affez fouvent à-peu près de même.

I I.

Steatomes du Poumon & de la Rate.

Un enfant délicat avoit été fujet dès fa naiffance à différentes maladies, &

étoit accoutumé à manger beaucoup. Il eut une fievre lente pendant trois mois : quoique cette maladie lui fit perdre ſes forces, cela ne l'empêchoit pas de jouer comme à ſon ordinaire. Il lui ſurvint inſenſiblement une toux qui augmentoit le ſoir. Quatorze jours avant ſa mort, il parut avoir des étourdiſſemens & une eſpece d'apoplexie accompagnée d'un tremblement des membres du côté droit. Le lendemain ce mal paſſa au côté gauche qui devint tout-à-fait paralytique. Vers le ſoir la toux augmenta, la reſpiration s'embarraſſa, il ſurvint un ſifflement de poitrine. Cet enfant mourut au milieu de la nuit.

La rate étoit pleine de petits ſteatomes, ronds, blancs, d'une ligne de diametre. Je trouvai la même choſe dans les poumons, mais ces ſteatomes y étoient en plus grande quantité, un peu plus durs & plus gros que ceux qui étoient dans la rate. Le ventre étoit rempli d'une grande quantité d'eau rougeâtre. L'inflammation qui avoit attaqué les inteſtins, les avoit fort diſtendus ainſi que l'eſtomac, le colon principalement étoit contracté : le foie étoit dans ſon état naturel ; il y avoit peu de bile pâle & muqueuſe.

Corrollaires.

1°. J'ai vu dans les adultes de pareilles metaftafes de matiere febacée dans les poumons. Ces fujets avoient une faim extraordinaire.

2°. Ces congeftions qui détruifent, comme font les ulceres, le fuc nouricier, font mourir peu à peu, & d'une façon fort douce, ceux qui en font attaqués.

3°. J'ai vu dans les adultes, comme dans l'enfant dont j'ai parlé, le corps confidérablement amaigri fans qu'il y ait eu de toux, quoique les poumons fuffent remplis de fteatomes.

4°. Le tremblement qui paffe d'un côté du corps à l'autre, & l'efpece de paralyfie dont j'ai fait mention, ne font point des accidens rares dans la phthifie.

I I I.

Ulceres des Poumons accompagnés de congeftions purulentes dans la rate, le foie & les glandes conglobées.

Un enfant de deux ans d'une maigreur extrême m'a fourni l'obfervation fuivante. Les inteftins étoient pâles & un peu gonflés ; l'épiploon étoit fort

menu. Il y avoit quelques glandes du
mesentere dans l'état naturel , mais la
plus grande partie étoit tumefiée. Le
centre de ces glandes étoit mou & rouge , l'enveloppe étoit dure & jaune ,
& ressembloit à une enveloppe purulente : la même chose se trouvoit dans
les plus petites ; le milieu de quelques-
unes étoit rouge & enflammée. Le foie
étoit grand , un peu dur , à moitié
squirrheux , tacheté de jaune & de rouge , & renfermoit une matiere purulente fort épaisse. Le sang des vaisseaux de ce viscere étoit fluide. La ve-
sicule du fiel étoit pleine d'une bile tenace d'un rouge tirant sur le jaune. La
rate d'un assez gros volume , un peu
dure , avoit contracté des adhérences
avec le péritoine dans sa partie convexe. Sa substance n'étoit qu'un amas
de particules gelatineuses & purulentes.
On trouvoit dans le pericarde un peu
d'eau jaune : le poumon droit étoit
adhérent à la plevre de toutes parts ,
& tout-à-fait purulent. Il y avoit au
milieu une vomique considerable;le pus
en étoit liquide. Cette vomique étoit
enveloppée par une membrane particuliere dont une extrêmité aboutissoit
à la branche droite de la trachée ar-

tere ; c'étoit par cet endroit que le pus
fortoit. On trouvoit une autre grande
cavité pleine de pus jaune & épais vers
le bord inférieur de ce lobe , placée
entre la partie fquirrheufe & la fubftance du poumon. Tout le refte de ce vifcere étoit plein de tubercules jaunes
remplis d'un pus épais & d'une matiere febacée. Je mis dans l'eau cette partie du poumon toute entiere , elle tomba au fond. La même chofe arriva
après l'avoir coupé en morceaux. Les
glandes bronchiales étoient dures &
rouges , les unes rouges en dedans ,
les autres jaunes en dehors comme celles du méfentere : il y en avoit quelques-unes qui étoient tout-à fait jaunes & dures , enfin elles avoient toutes une groffeur extraordinaire. Le poumon du côté gauche n'étoit point adhérent ; ce côté de la poitrine renfermoit
un peu d'eau jaune. Sa furface extérieure étoit de différentes couleurs , livide , rouge , jaune & cendrée. Dans
les endroits ou cette derniere couleur
fe trouvoit , le poumon étoit diftendu :
on voyoit à l'extrêmité du lobe inférieur beaucoup de fang épanché , & des
tubercules fcrophuleux. Le lobe fupérieur & moyen étoient remplis çà & là

de petites tumeurs purulentes ; elles
étoient à la vérité en plus petite quantité & plus éloignées les unes des autres que dans le poumon droit. Beaucoup de la fubftance du poumon gauche étoit demeurée entiere. Il furna-
geoit , foit qu'on le mît dans l'eau tout
entier , foit en partie. Les glandes bronchiales du côté gauche étoient dans
l'état naturel. La partie fupérieure de
l'œfophage étoit un peu enflammée.

Corollaires.

1°. Il fe rencontre dans plufieurs vif-
cerès des congeftions purulentes qui s'é-
tendent fort loin. Elles font faites par
un pus ou liquide ou épais, femblable
à la matiere febacée qu'on trouve dans
les tumeurs fcrophuleufes.

2°. Les glandes du mefentere &
bronchiales font ordinairement affectées du même mal , car leur nature eft
à peu-près la même.

3°. Le poumon qui eft plein de pus
& qui ne peut fe laiffer pénétrer par
l'air , fe précipite ordinairement au
fond de l'eau.

4°. On remarque affez fouvent que
des membranes devenues dures , &
qui font des receptacles particuliers du

pus, contractent des adhérences contre nature avec les parties voifines,
& communiquent avec l'ulcere intérieur.

5°. Les malades rendent facilement
le pus en touffant, fi les receptacles
de la matiere purulente s'ouvrent dans
les bronches.

6°. On trouve peu de bile épaiffe,
comme on a dû le remarquer dans la
feconde & la troifieme obfervation,
parcequ'il s'eft formé beaucoup de pus.

<h2 style="text-align:center">I V.</h2>

Squirrhes des glandes du mefentere &
du poumon.

J'ai trouvé dans le cadavre d'une
fille de deux ans, morte phthifique,
les glandes du mefentere obftruées,
dures, quelques-unes groffes comme
des avelines, des haricots, quelques
autres comme des pois. Tous les inteftins étoient blancs excepté le duodenum & le colon dans les endroits où
ils touchent à la veficule du fiel. Il n'y
avoit point d'eau dans le ventre : l'é-
piploon étoit mince & contracté. Les
deux tiers de la partie inférieure du poumon gauche étoient totalement fquir-

rheux. La furface de ce fquirrhe étoit blanche, intérieurement elle étoit rouge. Il y avoit plus de dureté autour que dans le milieu. Toute la maffe fquirrheufe étoit partagée en petites parcelles. La plus groffe, la plus dure & la plus blanche fe trouvoit à l'angle antérieur de lobe. Il avoit à-peu-près la forme d'un prifme, il pefoit trois gros & deux fcrupules. Pour mieux connoître la différence du poids ordinaire du poumon, j'ai pris un morceau du poumon de la groffeur du fquirrhe qui pefoit deux gros, trois fcrupules & demi. Il y avoit derriere l'autre lobe un fquirrhe blanc, dans le milieu duquel on trouvoit du pus liquide : ce fquirrhe pefoit un fcrupule : il y en avoit un troifieme qui pefoit deux fcrupules. Les morceaux du poumon qui n'étoient point malades ont furnagé, ceux qui étoient fquirrheux ont été au fond de l'eau. Il n'étoit refté aucune des veficules pulmonaires pour recevoir l'air; mais les vaiffeaux de ces fquirrhes avoient beaucoup de fermeté. Les poumons étoient adhérens à la plevre depuis la pointe de la poitrine jufqu'à la troifieme côte, & de diftance en diftance les lobes étoient joints entre eux par

de

de petites languettes. Au reste, la substance du poumon avoit conservé son
état naturel. On trouvoit dans les deux
côtés de la poitrine & dans le pericarde, de l'eau jaune. Les glandes bronchiales avoient pour le moins autant
de tumefaction que celles du mesentere. Les glandes conglobées du col,
celles qui filtrent la salive, les thyroï-
des, & le thymus étoient dans l'état
naturel.

DISSERTATION *sur l'usage des* Vomitifs, *par* M. ROSENBACH.

Gotting. 1758.

I.

LES vomitifs sont ordinairement employés dans un grand nombre de maladies, telles que les fievres intermittentes, continues, malignes, exanthe-
matiques, les diarrhées, les crudités
de l'estomac, les congestions pituiteu-
ses dans le poumon, le catharre suffo-
catif, l'apoplexie, les plaies de tête,
la mélancholie, la folie, le *coma*, les
affections soporeuses, les inflammations
de poitrine, l'amaurosis, les maladies de

longue durée, & les cas où il faut chasser du corps les choses veneneuses. Cependant l'observation nous prouve que ces remedes peuvent être administrés dans plusieurs autres circonstances. Mon dessein est 1°. non-seulement de faire connoître dans cette Dissertation, les bons effets des vomitifs dans les pleuréfies ; mais encore de faire voir que l'usage qu'on en fait est toujours avantageux aux malades, contre le sentiment de quelques Medecins qui les regardent comme des remedes dangereux ; & de prescrire des bornes à l'emploi qu'on en doit faire. Examinons d'abord tout ce qui arrive pendant le vomissement, & les effets qu'il produit dans le corps humain.

On observe ce qui suit quand on vomit, ou quand on voit vomir quelqu'un. On commence par avoir une nausée, & on crache une lymphe fluide & délayée. Il arrive un tremblement dans la levre supérieure, & assez souvent dans toute la machoire inférieure. Il sort des vents de l'estomac qui sont une suite de la convulsion de ce viscere. La plûpart du tems le ventre semble rentrer en dedans, la partie inférieure de la poitrine est resserrée, & par un effort involontaire , ce qui eft contenu dans l'eftomac, dans les inteftins & les autres vifceres , eft obligé d'en fortir. Toutes ces chofes arrivent non feulement par la contraction convulfive de l'eftomac, mais auffi par celle des parties du gofier , de l'œfophage, des inteftins , des mufcles du ventre , & du diaphragme. Dans le moment du vomiffement , la tête & le col fe gonflent , les larmes coulent, les yeux font étincelans, le vifage devient rouge , la peau fe couvre d'une legere lueur , le nez & la bouche fourniffent beaucoup d'humeurs muqueufes : lorfque le vomiffement a ceffé, le malade touffe , & rend des crachats épais & vifqueux. La refpiration eft plus forte , l'air pénetre plus aifément le poumon , la poitrine reçoit de fortes fecouffes, le mouvement du cœur & celui des arteres voifines font augmentés , le fang eft confidérablement échauffé , furtout dans la tête & dans les parties fupérieures du corps , pendant que les extrêmités inférieures font prefque froides , & font affectées de tremblemens. A ces mouvemens convulfifs fuccede le repos ; il refte au malade une laffitude générale, la tête eft un peu pefante ,

le gosier, l'estomac, le bas ventre &
les endroits où s'attache le diaphragme,
sont un peu sensibles & douloureux;
ceux qui ont vomi sont à-peu-près dans
le même état que ceux qui ont beaucoup marché, qui sont très fatigués,
& que les épileptiques après avoir souf-
fert l'accès.

I I.

Comme dans le vomissement, non-
seulement il arrive des contractions
violentes à l'estomac, qui le forcent à
se décharger de ce qu'il contient, mais
encore comme toutes les autres parties
du bas ventre & des autres cavités
sont affectées, on comprend aisément
qu'il est très utile pour les personnes qui
ont trop mangé, ou dont les digestions
se font mal. Car si ce viscere renferme plus de matieres qu'il ne peut en
contenir, ou si, en y séjournant, elles
acquierent un degré nuisible de corruption, le vomissement devient utile pour
les évacuer. Il est, par exemple, fort
avantageux à ceux qui ont quelque affection dans l'estomac, les intestins &
le foie, des pesanteurs vers la region
du cœur, des rapports amers, des nau-
sées, le ptyalisme, le tintement d'o-

reilles & trop d'humidité dans les yeux.
La bile & la pituite qu'on rend quelquefois en vomissant , étoient renfermées dans l'estomac ; souvent aussi par la force des muscles du bas ventre , la bile passe du foie dans les intestins , de ceux-ci dans l'estomac , & sort par le vomissement. C'est pourquoi comme les fievres intermittentes , aigües , malignes , la folie , la mélancolie , les diarrhées viennent de ces sources , il n'est pas surprenant que le vomissement ne devienne très souvent le remede le plus efficace & le plus salutaire pour les guerir.

I I I.

Si on fait attention à ce que renferme le second article de cette Dissertation , on ne sera pas surpris que les maladies de la tête , du visage , des yeux , & quelques affections de poitrine se guerissent lorsque les malades vomissent , ou du moins qu'elles ne diminuent beaucoup. Quant aux maladies de la tête , on conviendra sans difficulté que le vomissement ne peut que leur être salutaire , surtout pour celles qui ont rapport avec l'estomac , telles que certaines douleurs de tête , les vertiges , le tintement d'oreilles , & l'apoplexie. Le vomiſſement débarraſſe l'eſtomac d'humeurs qui, en y ſéjournant, agacent les nerfs qui ont une communication conſtante avec ceux de la tête. Auſſi-tôt que cette évacuation eſt arrivée, ces maladies ceſſent. Lorſqu'une pituite trop épaiſſe, ou trop abondante ſurcharge les nerfs de la tête, ou les parties nerveuſes , le vomiſſement y remedie ; il fait ſortir une mucoſité ſereuſe , inutile, & nuiſible , par le nez & les yeux. C'eſt ainſi qu'on force les humeurs ſtagnantes à ſortir par le vomiſſement : il accelere & redouble tous les mouvemens. Lorſque le ſang eſt pouſſé avec force vers la tête , ſon retour par les veines ſe trouve arrêté , la reſpiration reſte ſuſpendue pendant le vomiſſement, la poitrine eſt reſſerrée , tout ce qui ſe trouve en trop grande abondance dans la tête , eſt agité , ſecoué & forcé d'en ſortir. Nous remarquons que le vomiſſement produit ce mouvement forcé des humeurs qui cauſent des embarras dans la tête , par la ceſſation & la deſtruction des obſtructions qui s'étoit faite dans les parties nerveuſes : nous en avons des exemples dans la guériſon de l'amauroſis.

L'apoplexie , qui peut être regardée comme une maladie tout-à-fait nerveuse , & qui est souvent aussi causée plutôt par quelque vice qui se trouve dans le bas ventre , & qui produit des spasmes , que par quelque maladie locale de la tête , comme une congestion sanguine , sereuse , ou un affaissement des vaisseaux , est le plus ordinairement guerie par le vomissement. Si dans cette maladie on se sert promptement de ce remede , les concussions qui arrivent aux nerfs , & l'évacuation des humeurs superflues , débarrassent ces parties , & les spasmes cessent d'abord. Si cette même maladie est causée par l'affaissement , par le défaut d'action des vaisseaux , par leur trop grande plénitude , ou leur trop forte extension , le vomissement n'est pas moins utile. Dans le premier cas les vaisseaux de la tête vuides de sang se remplissent , parceque le vomissement détermine le sang à s'y porter : dans le second , les vaisseaux trop pleins reçoivent des secousses vives qui les obligent à se vuider , & qui les disposent à recevoir le sang , parceque leur ton est rétabli.

F iv

I V.

Si le vomiſſement peut être utile pour accelerer le mouvement du ſang dans la tête, & pour le rendre plus mobile, il peut le devenir auſſi lorſqu'après des coups ou des chutes, il ſe fait des épanchemens dans la tête. Il arrive aſ-fez ſouvent que, ſans qu'il y ait de fracture au crâne, les bleſſés ont les plus cruels accidens, comme le tinte-ment des oreilles, la paralyſie de la langue, celle du côté où ſe trouve la bleſſure, ou celle du côté oppoſé, la ſortie du ſang par le nez & les oreil-les, les vomiſſemens bilieux, le délire, l'aſſoupiſſement, la douleur dans la par-tie bleſſée. Ces ſymptomes funeſtes ſont cauſés, comme on le remarque dans les cadavres, par le ſang qui ſé-journe dans les vaiſſeaux ou qui eſt épan-ché ſous le crâne. Si on veut guerir ces maladies, il faut employer des moyens propres à faire ceſſer cette ſtagnation ſan-guine, telles que les ſaignées abon-dantes, ſouvent répétées, & les vo-mitifs : ces deux remedes ſont capables de rendre au ſang ſa fluidité & de lui fai-re reprendre ſon cours ordinaire. Le célebre *Boudou* a conſtaté les bons ef-

fets de ces remedes dans une obfervation rapportée à la page 199 du premier volume des Mémoires de l'Académie Royale de Chirurgie. Il dit qu'un
homme tomba fur la tête de la hauteur
de huit ou dix pieds, qu'il eut tous les
accidens dont je viens de parler, qu'on
le faigna fix fois, qu'il ne recevoit aucun foulagement, & qu'enfin fes fens
fe rétablirent après qu'il eut pris deux
fois de l'émetique.

V.

Examinons préfentement les maladies dans le traitement defquelles on neglige trop l'ufage des vomitifs, quoique ces remedes puiffent être fort utiles pour les guerir. C'eft principalement le fpafme de la machoire inférieure, les convulfions des enfans, la
pleuréfie feche, la coqueluche, les
maux de gorge gangreneux, les fievres vermineufes, l'hemeralopie, les
regles immodérées, l'étranglement des
hernies, & le défaut de falivation après
les frictions mercurielles.

V I.

Les vomitifs doivent être employés
dans les fpafmes de la machoire infé-

rieure, ou plutôt des muscles qui servent à l'élever, si on examine avec attention l'origine de cette cruelle maladie aigue. Elle fait très souvent périr les jeunes enfans qui tétent : elle attaque rarement les adultes & les personnes âgées. Ce mal plein de danger se montre d'abord sous la forme d'affections spasmodiques Le visage devient rouge, mais cette rougeur ne dure pas long-tems ; le ventre est douloureux, resserré, l'urine est blanche, ensuite elle devient écumeuse ; l'enfant est saisi de peur, ses membres ont des mouvemens involontaires. Ces accidens s'annoncent peu à peu par une espece de difficulté à téter & à avaller le lait, l'enfant le rejette en touffant, ou il sort par les narines : quand on met le doigt dans la bouche, on a de la peine à abaisser la machoire inférieure ; la respiration devient insensiblement difficile & convulsive ; le malade pousse des gémissemens. Quand la maladie a fait quelques progrès, la machoire se contracte si fort, qu'on a de la peine à y faire passer le manche d'une cuiller. Les parties supérieures du corps sont toujours pleines de sueur ; le corps devient immobile : il arrive des contrations dans les jointures, le visage est rouge, bouffi & plein de petites taches rouges, il sort du nez une humeur visqueuse, le ventre se tumefie peu à peu, & devient douloureux, l'urine est fort jaune, & les matieres stercorales fort puantes sortent involontairement. Quelques-uns de ces enfans vomissent des matieres fétides, ils grincent les dents, leurs levres deviennent livides & se tournent de tous côtés. Ces malades font tristes, stupides, toujours endormis, enfin ils périssent le quatorzieme jour, quelquefois plutôt, dans des paroxismes de convulsions dans la machoire inférieure, ayant la respiration lente, ou des mouvemens spasmodiques à la poitrine. Quand on rapproche tous ces différens accidens, on voit aisément que cette maladie a beaucoup de rapport avec les fievres malignes, que sa cause est dans les premieres voies, & que les nerfs sympatiques sont cruellement affectés. La nature guerit assez rarement cette maladie, en causant tantôt des fievres exanthématiques, tantôt en ne produisant aucun accident. Si on examine tous ces syptomes cruels ; si on fait principalement attention au vomissement des matieres fétides, & à

celles qui sortent par les selles, l'émé-
tique paroît être le seul secours qu'on
puisse employer avec le plus d'efficacité, parcequ'il doit débarrasser l'estomac & les intestins de tout ce qui y
séjourne, & d'une humeur pervertie qui
agace les nerfs. Il est utile de se ser-
vir de ce remede, aussitôt que le mal
paroît, car souvent il a fait trop de
progrès, & il est donné trop tard.
Quelquefois il arrive des mouvemens
convulsifs à la machoire inférieure
& aux extrêmités, par la suppression
de la transpiration, par le froid, par
un rhume arrêté trop vite, par une
plaie, une fracture, &c. les vomitifs
ne conviennent pas en général dans tous
ces cas.

V I I.

Les convulsions des enfans ont,
comme celle de la machoire inférieure, leur principe dans les premieres
voies. La délicatesse des fibres nerveu-
ses, les indigestions qui sont communes,
la disposition que les humeurs ont à
devenir acides, sont les causes les plus
ordinaires de toutes les maladies qui
tourmentent les enfans, depuis leur plus
tendre jeunesse jusqu'à l'âge de sept

ans. Nous devons donc tourner toutes
nos vues vers les moyens propres à
détourner les maux que les différentes
causes dont j'ai parlé font naître, & à
évacuer ces humeurs qui causent tant de
désordres. Les vomitifs sont les remedes les plus convenables dans ces cas.
Ils sont d'autant plus surement indiqués, que les envies de vomir sont plus
fréquentes, & que la nature décharge
naturellement le corps de ces sucs nuisibles. Si nous devons écouter la nature
dans le traitement des maladies, c'est
certainement dans les circonstances où
il s'agit d'évacuer des humeurs âcres &
stagnantes. Ces remedes sont préférables aux altérans, aux adoucissans, que
quelques Medecins emploient presque
toujours sans succès. La délicatesse &
la molesse des visceres des enfans ne
doit point proscrire l'usage des vomitifs : les concussions que ces remedes
leur donnent ne peuvent être suivies
d'aucun accident. Il faut considerer
seulement si on peut donner les vomitifs
dans le tems que les accidens convulsifs
surviennent, ou s'il faut attendre qu'ils
soient dissipés. *Hoffmann. Supplem. Med.
Syst. ç. 7. p. 70.* prétend qu'il faut faire vomir les enfans après le paroxisme,

quand un lait trop épais & trop abon-
dant est la cause des convulsions, &
quand l'estomac est rempli de ce même lait coagulé. M. *Brouzet* conseille
au contraire de faire vomir les enfans
dans le tems même que les convulsions
font dans toute leur force, furtout si
ils font fans mouvement, fans fentiment, s'ils ont les extrêmités froides;
en un mot, s'ils ont tous les fymptomes de la mort la plus prochaine. Ce
même Auteur, *Eff. fur l'éducat. medeci-
nale des enfans & fur leurs mal. tom.* 2.
p. 10. ajoute que c'est le tems le plus
propre pour employer ces fecours,
parceque la mort est à craindre. Quelle
est l'efpece de vomitif dont on doit fe
fervir pour les enfans ? *Harris de morb.
acut. infant.* donne la préférence à l'y-
pecacuanha. *Hoffmann* & M. *Brouzet*
veulent qu'on fe ferve du tartre émetique. *Clacius act. Med. Berol. dec.* 2.
v. 4. emploie le foufre doré d'antimoine. Le choix de ces remedes est fort
indifférent, puifqu'ils procurent tous le
même effet. Le tartre émetique nous
paroît cependant préférable, parceque, comme il n'a aucun gout & qu'il
en faut donner très peu pour faire vomir, les enfans le prennent plus facilement.

V I I I.

L'usage des vomitifs produit des effets fort salutaires dans la pleurésie & la peripneumonie seche. Ce sont des maladies cruelles accompagnées d'une douleur fixe, pongitive & violente dans la poitrine. La toux est continuelle, les malades ne rendent point de crachats, ou en rendent très peu ; la respiration se fait très difficilement. Ces accidens font périr le plus souvent les malades le quatrieme jour, si on n'emploie pas des remedes actifs qui causent la résolution & le déplacement du sang engorgé dans les vaisseaux. *Hippocrate Coac. præn.* 381. dit que les pleurésies seches dans lesquelles les malades ne crachent point, sont des maladies de la plus grande importance Les saignées abondantes du bras sont d'un foible secours, à moins qu'on n'emploie en même-tems les ventouses sur le côté douloureux, pour faire une saignée locale, & qu'on ne fasse vomir une ou deux fois le malade. La pratique nous a appris que le soufre doré d'antimoine mêlé avec quelques grains d'ypécacuanha procuroit des effets fort avantageux. Quelques Médecins regardent les vo-

mitifs dans ce cas comme des remedes
fort dangereux , & capables de produire des accidens cruels. Ils accusent
même de témerité ceux qui osent les
employer ; ils prétendent qu'ils fixent
dans la partie malade l'humeur qui y
est arrêtée, qu'ils augmentent l'inflammation , qu'ils sont capables de causer
la rupture des vaisseaux déja trop dilatés par un sang épais , enfin qu'en
occasionnant le crachement & le vomissement de sang , ils font périr les
malades. Ceux qui sont de ce sentiment,
paroissent se tromper. Si nous consul-
tons l'expérience , nous trouvons tout-
à-fait le contraire de ce qu'ils avan-
cent. Il seroit aisé de contredire leur
façon de penser en employant des raisons judicieuses & prises dans la pratique journaliere ; nous ne nous arrê-
terons pas à combattre le même sentiment soutenu par *Gunz* à *Leipsic* en
1746. *Diss. de usu vomitor. Hippocrate
Lib.* 3. *de morb.* recommande les vomitifs quand les malades ne peuvent pas
cracher. *Adolph. act. natur. curios. v.* 10.
n°. 11. dit, que toutes les fois que les
saignées & les autres remedes de même nature n'excitent point d'expectoration sanguine ou purulente , & que les

malades ont des naufées ou des rapports aigres , de legeres dofes de
vomitifs les foulagent promptement
& que l'expectoration devient plus
aifée. Ces remedes agiffent fouvent
avec beaucoup de fuccès dans la pleuréfie humide , quand la poitrine eft
pleine d'une matiere fort vifqueufe ,
& que le malade eft prêt à fuffoquer.

I X.

La coqueluche eft une toux convulfive fi cruelle & fi fatigante , que le
vifage devient enflé , bleu , les yeux
protuberans, pleins de larmes , & que
la fuffocation eft à craindre. Les enfans font fort fujets à cette maladie ,
elle dure plufieurs mois & elle en fait
périr beaucoup. Cette toux eft la plûpart du tems épidémique ; quelquefois
elle eft la fuite de la petite verole, ou elle
la précede. Les malades ne crachent
point , ou il ne fort qu'une petite quantité d'humeurs féreufes & vifqueufes.
Les uns rendent affez fouvent involontairement l'urine & les matieres fécales en touffant. L'urine eft ordinairement tenue, le ventre eft refferré , les
extrêmités font froides. Les autres fai-
gnent du nez ou rendent du fang par

la bouche. Il eſt aſſez commun de voir ſurvenir la fievre, les hoquets & les vomiſſemens. Avec le tems les membres deviennent paralytiques, la mémoire ſe perd, le rachitis arrive, les poumons s'ulcerent, le crachement de ſang, les convulſions & la ſuffocation ſubite emportent les malades. Pendant que cette maladie dure la reſpiration eſt difficile, la voix eſt enrouée, les malades ont des laſſitudes générales, ſont ſans appetit, & ne dorment point. Quand ils touſſent, ils ſentent une douleur vive dans la poitrine & vers le cœur. Les bechiques, le lait, le *muſcus arboreus*, le ſuc de Pouliot, & les autres ſpécifiques tant vantés ne ſont d'aucune utilité. Les vomitifs ſouvent répétés ſont d'un ſecours plus efficace. La matiere âcre qui cauſe cette toux eſt trop tenace, & trop adhérente dans le larinx, la trachée artere, & les tubes bronchiaux, pour pouvoir être corrigée & atténuée par les remedes bechiques & adouciſſans : elle exiſte dans le bas ventre & dans l'eſtomac, comme il eſt aiſé d'en juger par la douleur que les malades reſſentent dans ces parties, & par les autres accidens. C'eſt pourquoi il faut employer

un remede vif pour détruire cette humeur ; fans cela on ne réuffira jamais
à guerir le mal. M. *Bourdelin* a fait voir
l'utilité des vomitifs dans le traitement
de la coqueluche, en publiant une Thèfe
foutenue aux Ecoles de Medecine de
de Paris en 1752, dont voici le titre :
An tuffi puerorum Clangofæ, vulgò coqueluche, *emefis ?* Cet habile Medecin me
paroît s'être trompé en difant que ce
mal n'exiftoit que dans l'eftomac ; en
conféquence il recommande l'ufage des
vomitifs pour le détruire ; & fpéciale-
ment celui du kermes mineral dont on
prend un grain divifé en quatre parties, mêlé avec un peu de fucre dans
deux cuillerées de vin & d'eau. On en
donne au malade une prife tous les
quarts d'heure. Quand on veut rendre
ce remede moins actif, on en donne
toutes les trois heures un demi grain
mêlé avec de l'huile d'amandes douces
ou quelque conferve. Quoique ce Praticien n'exclud point tout-à-fait les
remedes délayans, abforbans, anodins & relachans, il regarde les vomitifs comme le feul remede propre à
guerir la coqueluche. *M. Navier, differ-
tations en formé de lettres fur plufieurs
maladies populaires qui ont regné à*

Châlons-sur-Marne , &c. exalte les bons effets des émétiques dans le même cas; il parle spécialement du vinaigre scillitique. Nous adoptons la façon de penser de M. *Navier* sur l'usage de ce remede , parceque la racine de scille est un puissant incisant. M. *Brouzet tom*. 2. *p*. 25. assure avoir gueri cette espece de toux , en faisant prendre une seule fois de l'émetique à un malade. *Unzerus promptuarium Hamburgense. v.* 8. *p.* 370. dit qu'il n'a pas trouvé de meilleur remede que le vomitf , principalement le soufre doré d'antimoine pour détruire des toux opiniâtres qui restent après la petite vérole , & qui causent quelquefois la mort. Le soufre qu'il donne est celui de la troisieme préparation : il en fait prendre deux ou trois fois aux enfans à la dose d'un ou deux grains , en laissant quelques jours d'intervalle ; les adultes en peuvent prendre quatre grains mêlés avec égale portion d'un sel moyen.

X.

Le mal de gorge gangreneux qui a fait des ravages il y a plus de cent quarante ans en Italie , en Angleterre , en France , & dont *Severinus* , *Fothergill* ,

Mrs. Chomel & Malouin nous ont donné des descriptions si exactes, se guerit par l'usage des vomitifs. Ceux qui sont attaqués de ce mal ont une chaleur cruelle dans le gosier, une douleur vive à la langue. La luette s'allonge, les amigdales s'enflamment, l'inflammation devient gangreneuse, la bouche est garnie de taches blanches qui ressemblent à des aphthes. Les premiers jours de la maladie la fievre est médiocre; le troisieme & le quatrieme elle devient plus forte. Il sort de la bouche une odeur putride & contagieuse, les amigdales sont remplies d'une humeur âcre & fétide; les taches blanches se changent en escarres gangreneuses qui tombent & se renouvellent ensuite. Quelquefois dès le premier jour cette croute gangreneuse est formée, & tombe; quelques-uns de ces malades saignent du nez, & ont la tête pesante. L'ulcere se communique jusques à la trachée artere dont la membrane intérieure se détache, & se détruit tellement, qu'elle sort par morceaux quand le malade tousse. Quelquefois l'inflammation se fixe seulement dans la trachée artere, alors la déglutition se fait aisément. Soit que l'inflam-

mation fe trouve dans la trachée artere feule , foit qu'elle fe trouve en même tems dans la gorge , les poumons
fe reffentent de cette maladie trop fu-
nefte. Les felles font noires & fétides :
quelquefois le col fe gonfle & fe tumefie extérieurement, alors c'eft un bien
& un foulagement pour le malade, comme dans toutes les autres efpeces d'an-
gines. Souvent les malades meurent
avant le neuvieme ou le dixieme jour.
Areté lib. 1. *de fignis & caufis morb.
acut. c.* 9. a très bien décrit cette maladie. Outre les remedes extérieurs propres à arrêter les progrès de la pourriture dans la gorge , tels que la faignée,
les acides , on fe fert avec grand fuccès des émetiques. Ils font utiles non-
feulement pour rendre aux humeurs
épaiffies la fluidité convenable, mais
encore pour chaffer des premieres voies
les fucs nuifibles & putrides qui augmentent la malignité de la maladie.
L'expérience nous apprend qu'il n'y a
point de remede plus puiffant que celui que nous propofons, pour détruire
ce mal fi cruel.

X I.

Les vomitfs font utiles pour guerir

les fievres vermineufes. *Bertini*, *Bian-chini*, *Moreali*, *Valdambrini* ont don-né des Traités fur ces maladies. Elles font affez communes, mais en même tems affez difficiles à connoître. Ces fievres attaquent fouvent les enfans, on peut les mettre même au rang des fievres malignes ; elles deviennent par la fuite contagieufes. Quoique cette efpece de fievre foit fort petite, elle eft accom-pagnée de grandes anxietés, le pouls eft foible, petit, le ventre eft tendu, les envies de vomir font fréquentes, furtout quand les malades veulent boi-re ou manger ; ils rendent quelque-fois par les felles beaucoup de pituite mêlée avec de la bile ; les matieres ftercorales entraînent avec elles des parcelles de la tunique inteftinale, qui ont une très mauvaife odeur. Il fort des vers vivans ou morts par la bouche ou avec les excremens. Quand il arrive des vomiffemens fpontanés, les malades font foulagés. L'urine eft bourbeufe, il s'y trouve un nuage trouble, elle fournit beaucoup de fédiment. Il eft inutile de s'étendre davantage pour faire connoître l'utilité des vomitifs dans le traitement de cette maladie tout-à-fait maligne, l'indication eft précife & défignée par le mal même.

XII.

L'hémeralopie doit être combatue avec les vomitifs. Cette maladie eft finguliere ; celui qui en eft attaqué voit bien les objets pendant le jour ; à mefure que la nuit approche il perd la vue, le lendemain il la recouvre. Ce mal périodique ne produit pas feulement fes mauvais effets fur quelques perfonnes, il en afflige encore une grande quantité à la fois. M^rs^. *Vandermonde* & *Hermann* nous en ont donné des exemples. Ce dernier Auteur *Primit. Phyf. Med. ab iis qui in Poloniâ & extrà eam Medic. faciunt collect. v. 1. p. 236.* rapporte une obfervation finguliere. Vers la fin du mois de Juillet, dans le tems des plus grandes chaleurs, plufieurs perfonnes de la campagne de différens âges, & de différens fexes, étoient occupées à faire la moiffon, & à garder les moutons ; elles voyoient bien jufqu'à quatre ou cinq heures après midi : enfuite leur vue s'affoibliffoit peu à peu ; elles devenoient tellement aveugles qu'elles ne pouvoient retourner chez elles fans fe faire conduire par quelques-uns de leurs camarades

qui

qui n'étoient pas attaqués de la même maladie. Cet accident duroit pendant toute la nuit; à la pointe du jour après le sommeil, ces malades avoient un grand mal de tête & une espece de foiblesse dans cette partie. On ne remarquoit rien d'extraordinaire dans leurs yeux, aucune inflammation : quelques - uns cependant avoient les pupilles un peu dilatées. A la fin du mois d'Août, quand le soleil perdoit un peu de sa force, cette maladie cessoit, & ceux qui en étoient attaqués, recouvroient la vue sans se ressentir d'aucune espece d'incommodité. Plusieurs de ces malades sont gueris sans remedes. D'autres ont été soulagés par l'usage des relachans & de la poudre dont *Lentilius in Eteodrom. p.* 1292, donne la composition. *M. Vandermonde Recueil period. d'obs. de Med. pour le mois de Mars* 1756, rapporte· une observation à-peu-près semblable communiquée par M. *Fournier.* Les soldats qui étoient attaqués de cette maladie, perdoient totalement la vue le matin : ils avoient encore quelques mouvemens dans la pupille : les vésicatoires & les vomitifs produisirent de très bons effets. Ces deux observations nous décrivent fort exactement cette maladie singuliere, mais on n'est pas suffisamment satisfait de l'explication que les Auteurs en donnent. On dit 1°. que la maladie ne fait sentir ses effets que lorsque le jour finit; 2°. que c'est le rétrécissement & l'immobilité de la pupille qui constitue le mal ; 3°. qu'aucun remede n'est capable de le guerir. Ils ont suivi le sentiment de *Boerhave*, *prælect. de morb. ocul. c.* 5. *p.* 159. Il me paroît assez difficile de connoître l'origine de cette maladie, & de déterminer précisément les remedes qui conviennent pour la détruire. Je penserois que c'est une congestion périodique des humeurs qui en est la véritable cause, & que cette congestion est produite par le séjour des matieres stercorales dans le bas ventre ; ce qui me le fait croire, c'est la foiblesse de tête dont les malades étoient affectés, & la cessation des spasmes causée par les purgatifs & les vomitifs. Je ne puis expliquer le retour périodique de cette affection : j'avouerai que j'y trouve autant de difficultés que dans l'explication du retour périodique des fievres. Je terminerai cet article en disant que l'hémeralopie est une maladie produite par le spasme, comme toutes les autres maladies périodiques.

XIII.

Il semble que l'on veut établir un paradoxe, quand on propose les vomitifs pour arrêter les pertes de sang utérines, puisque ce remede doit causer un mouvement trop violent dans les humeurs, & qu'il produit quelquefois des hémorrhagies : mais quoique l'un & l'autre cas soit quelquefois vrai, il n'est pas moins constant qu'il y a des remedes que les circonstances rendent ou apéritifs, ou astringens. Comme les vomitifs font souvent utiles pour rappeller les regles supprimées, ils ne le font pas moins pour les arrêter quand elles font excessives. *Riedlinus Lin. Med. an.* 1695. *p.* 49. nous rapporte à ce sujet une observation digne d'attention. Une femme eût une perte très considérable, le sang ne couloit pas par intervalles, mais il sortoit avec autant de force que l'urine. Il étoit fort rouge & d'une très bonne qualité : il y avoit déja quatre heures que cette perte duroit, quand le Medecin fut appellé. Il employa les ligatures & les épithemes, il prescrivit la poudre de *Lentilius* & la poudre sympathique. Les femmes qui avoient soin de la malade se tromperent ; ils lui firent avaler la derniere poudre qui causa un vomisse-ment considérable ; le mari apprit qu'il y avoit du vitriol dans cette poudre, il crut que sa femme étoit empoisonnée, mais il se trompa ; ce vomitif fit cesser aussitôt la perte, & la malade fût parfaitement guerie.

X I V.

Les vomitifs peuvent être employés avec un grand succès pour exciter la salivation qui doit arriver après les frictions mercurielles. *Grainger. diss. de modo excitandi ptyalismum. Edimb.* 1753. a rassemblé beaucoup d'observations à ce sujet. Il arrive quelquefois qu'après les frictions mercurielles la salivation a de la peine à s'établir ; alors il faut exciter le vomissement avec l'ypécacuanha, ou avec un grain ou deux de turbith mineral. L'Auteur que je viens de citer assure que peu de tems après que les malades ont pris ces remedes, la salivation arrive. On comprend aisément comment cela se peut faire. La salivation n'a lieu qu'autant que les humeurs se portent avec force vers la tête, que le col & le visage se tumefient, & qu'il sort de la bouche & du

goſier une lymphe tenue & un peu muqueuſe. Le vomiſſement détermine donc
les humeurs à ſe porter à la bouche,
& le mercure ſe détermine en même
tems vers cette partie.

XV.

On regarde les émetiques comme
des remedes pernicieux, dans les cas
où il y a des hernies, ſoit qu'elles
rentrent facilement, ſoit qu'elles aient
contraćté des adhérences, ſoit enfin
qu'elles ſoient étranglées. On craint
que les fortes ſecouſſes qu'éprouvent
les parties du bas ventre n'augmentent cette maladie, & ſurtout que l'é-
tranglement ne devienne plus confidérable, qu'il ne ſurvienne une inflammation, & qu'enfin la gangrene ne
s'empare des parties qui ſont ſorties du
ventre. Bien loin que le vomiſſement
cauſe ces déſordres, il coopére au
contraire à la rédućtion des hernies.
Les malades qui ont des hernies étranglées, & qui ſouffrent des tourmens
cruels, ne ſont preſque point ſoulagés,
à moins qu'il ne leur arrive des vomiſ-
femens ſpontanés : on remarque la même choſe dans ceux à qui on donne
l'émetique pour faire rentrer la deſcen-

te. *Vogel* fameux Chirurgien de *Lubeck*, nous en donne un exemple. Une femme qui avoit une hernie étranglée, & qui étoit dans un état hors de toute espérance, fut guerie très promptement après avoir pris l'émetique. Nous ne devons donc plus craindre les mauvais effets du vomissement dans le cas des hernies étranglées, puisqu'ils causent de si bons effets quand la nature & l'art les produisent. Il est constant qu'une descente se réduira plus aisément par une force quelconque intérieure, que par les moyens ordinaires qu'on emploie pour procurer la réduction. L'usage des lavemens de tabac qui, par leur action stimulante & irritante, servent si souvent à guerir ces maladies, font des preuves convaincantes de l'efficacité des remedes qui produiront le même effet (*a*).

(*a*) Il me semble que le précepte que donne l'Auteur est trop général. Une seule observation ne peut pas faire une Loi en Chirurgie. Les Praticiens éclairés attendront sans doute qu'il y ait une suffisante quantité de faits rassemblés, avant d'employer les vomitifs pour la réduction des hernies.

X V I.

On neglige trop l'ufage des vomitifs pour guerir la goutte ferene , & les affections foporeufes. La premiere de ces maladies eft caufée particulierement par de trop grandes pertes de fang , un coït immodéré , la retroceffion fubite des humeurs qui fe portent à la peau , la cicatrice trop précipitée des vieux ulceres , la fuppreffion de la tranfpiration produite par l'ufage inconfideré des remedes cofmetiques , les coups donnés fur l'orbite , les metaftafes qui arrivent dans les fievres aigües , les tumeurs offeufes qui compriment les nerfs, les grandes pertes de fang des femmes accouchées. Si on examine les caufes de la goutte ferene , on verra que l'émetique eft le feul remede capable de les détruire toutes , excepté celle que caufent les tumeurs. Les vomitifs ne doivent point être adminiftrés dans toutes les affections foporeufes , furtout dans celles que caufe la plethore. Ces remedes font fort falutaires quand une humeur vifqueufe caufe cette maladie. Dans ce cas les vomitifs délayant l'humeur trop epaiffe , la rendent mobile , & procurent fon évacuation.

G iv

XVII.

On n'emploie pas ordinairement les vomitifs dans le cas de la grossesse, quoique les indications semblent admettre l'usage de ces remedes, parcequ'on craint qu'ils ne causent l'avortement. Cependant nous voyons des femmes qui ont, tant qu'elles sont grosses, des vomissemens continuels ; ainsi c'est donc à tort qu'on craint de faire usage de ces remeds, surtout lorsqu'il y a des circonstances pressantes, comme des fievres intermittentes, ou d'autres maladies qui dénotent que les premieres voies sont remplies de sucs pervertis. Si ce remede étoit administré à tems par une main prudente, on verroit surement moins de femmes incommodées pendant le tems de leur grossesse, & d'autres être débarrassées des causes qui les excitent à vomir.

DISSERTATION dans laquelle on examine les causes de l'Avortement, les moyens de l'empêcher, les Hémorrhagies utérines & la maniere de les guerir, par M. HOSENOHRL Medecin de Vienne.

Vienne, 1756.

PREMIERE PARTIE.

De l'Avortement & des causes qui le produisent.

EN parlant de l'avortement, & des causes qui peuvent le produire, je m'arrêterai principalement à expliquer cette cruelle maladie, & les moyens de la prevenir. Il n'eſt pas néceſſaire de rapporter ici tous les accidens auxquels les femmes groſſes ſont expoſées; ces accidens qu'on doit néceſſairement connoître, ſont très difficiles à développer.

Mauriceau, *la Motte* & d'autres habiles Accoucheurs ont publié des Traités excellens ſur la matiere que je traite, mais ces Auteurs ont oublié beaucoup de choſes utiles. Les uns n'ont pas bien obſervé, les autres ont paſſé trop legerement ſur des objets eſſentiels. Ce ſont ces différentes choſes que je vais examiner.

On entend le plus ordinairement par l'avortement, la ſortie d'un corps informe de la matrice. Quelques Auteurs diſent que c'eſt un corps vivant renfermé dans la matrice & qui en eſt chaſſé quelques jours après qu'il a été formé.

Je dirai comme le célebre *Mauriceau* que l'avortement eſt la ſortie d'un fœtus avant le ſeptieme mois de la groſſeſſe, & qu'il arrive aſſez ſouvent que ce fœtus eſt mort, ou que, ſi il vient au monde vivant, il meurt auſſitôt qu'il a vu le jour.

Le ſort de l'homme eſt bien malheureux, quand il meurt en venant au monde. Rien ne peut être comparé à l'avantage qu'un Medecin rend à l'humanité, en examinant quelles peuvent être les cauſes de ce malheur, & en préſervant par ſes conſeils les femmes groſſes d'un accident auſſi cruel.

Une des cauſes principales de l'avortement, ce ſont les paſſions de l'ame. Tout le monde connoît les effets ſurprenans qu'elles produiſent. Elles ſe

communiquent jusques à la plus petite
partie du corps. La colere violente &
la peur nous en fourniffent des exemples. Ces paffions en augmentant le
mouvement des humeurs, rarefient le
fang, lui font prendre un plus grand
volume, & le portent en plus grande
abondance vers le placenta. Plus fes
impulfions extraordinaires font répétées, plus il frappe contre cette partie, plutôt elle eft forcée de fe féparer de la matrice.

Les trop grands mouvemens du corps
peuvent produire le même accident,
comme les faux pas, les cahotemens
des voitures, le chant, la danfe, les
ris immodérés, la toux violente, &
l'élevation des bras. Les coups, les
chutes fur le ventre, font encore des
caufes de l'avortement. On a des exemples fans nombre que ces accidens ont
produit ces accouchemens prématu-
rés. Auffi a-t'on défendu de tout tems,
fous les peines les plus rigoureufes, de
frapper fur le ventre des femmes groffes.

On n'a pas moins à craindre l'avortement, fi une femme groffe a une maladie aigüe comme la fievre, car les
faignées fréquentes & abondantes cau-

G vj

sent trop de dépletion dans les vaisseaux. *Hippocrate aphor.* 30 & 31 *de la cinquieme section* confirme ce que je viens de dire. ,, Une femme qui a une ,, maladie aigüe est en danger de mou- ,, rir. Il ajoute que si on saigne trop ,, abondamment une femme grosse, ,, elle avorte, & qu'elle avorte d'au- ,, tant plus aisément que son enfant est ,, plus grand ". Ces préceptes d'*Hippocrate* me paroissent être trop généraux. On observe tous les jours que des femmes grosses attaquées de maladies aigües, non-seulement guerissent, mais que, quoiqu'on ait été obligé de faire beaucoup de saignées, elles portent leurs enfans jusques au terme.

On doit faire attention aux vomissemens auxquels les femmes grosses sont sujettes, & ne les point négliger, parcequ'ils peuvent causer l'avortement. En effet l'action trop violente qu'ils causent au diaphragme & aux muscles du bas ventre, est capable de rompre les tendres attaches que le placenta a contractées avec le fond de la matrice.

On doit craindre aussi les cours de ventre qui arrivent aux femmes grosses, surtout si le tenesme se joint à cet accident. *Hippocrate* regardoit ces diar-

rhées comme des accidens redoutables.
Il dit que l'avortement eſt à craindre
ſi la femme groſſe a le ventre trop libre ; il ajoute enſuite que ſi le teneſme
arrive, l'avortement ne tarde pas à ſe
faire.

On ſait que très ſouvent les femmes
groſſes ont leurs regles : ce ſont ordinairement celles qui ont trop de ſang,
ou celles qui ayant trop de relâchement dans les ſolides, ont trop de fluidité dans les humeurs. Ces femmes dont
les vaiſſeaux ſont trop foibles & trop
ouverts, ſont ſujettes à avoir des regles
fort abondantes parceque leur ſang eſt
trop fluide. Peut - être que dans ces
femmes délicates le ſang n'aborde pas
à la matrice ſeulement par *anaſtomoſe*,
mais par *diapedeſe* : ſi ces femmes deviennent groſſes, leurs vaiſſeaux qui
n'ont point de ton ni de ſolidité, s'é-
tendent dans toutes ſortes de dimen-
ſions à meſure que le volume de la
matrice augmente, de ſorte que ſi il
arrive ou quelque violente paſſion de
l'ame, ou quelque mouvement violent
du corps, le ſang qui n'a point de conſiſtance, tranſude de toute part, & ſort
abondamment.

J'ai entendu dire à M. de *Haen* qu'il

avoit vu des femmes reglées pendant tout le tems de leur grossesse. Il en a connu plusieurs qui tous les mois avoient leurs regles , d'autres qui les avoient jusques au troisieme , au cinquieme , au sixieme , au septieme mois , d'autres jusqu'au terme ordinaire de la grossesse. Ces femmes accouchoient fort aisément & sans accident.

D'où viennnent les regles des femmes grosses ? est-ce la matrice qui les fournit ? est-ce le vagin ? On ne peut concevoir qu'elles sortent de la matrice , parceque cette partie est exactement fermée aussitôt que la conception est faite. Il faudroit donc que le placenta se détachât. *Hippocrate aph.* 60. *sect.* 5. a toujours regardé cet écoulement sanguin comme très dangereux , & il a fait remarquer que dans ce cas il étoit impossible que le fœtus fût dans un bon état.

Il y a tout lieu de présumer que les regles sont fournies dans le tems de la grossesse par les extrêmités des vaisseaux qui s'ouvrent dans le vagin. On pourroit peut-être révoquer en doute cette vérité , si des Anatomistes célebres n'eussent découvert ces routes naturelles , & si on n'avoit pas observé que des femmes dont les regles couloient abondamment , avoient l'orifice de la matrice exactement fermé. Une obfervation prouvera ce que je viens de dire. M. *de Haen* a traité pendant fort long-tems une femme qui avoit des regles fort abondantes , & qui a été guerie d'une conftriction de l'orifice de la matrice par le célebre *Albinus*.

Je ne puis m'empêcher de condamner la mauvaife pratique de quelques Medecins qui voyant que les femmes groffes ont leurs regles , tachent d'empêcher qu'elles n'arrivent à toutes , en employant des faignées plufieurs fois répétées. Ces mauvais Praticiens ne prennent pas garde qu'il ne faut pas faigner toutes les femmes groffes , qu'il y en a quelques-unes à qui la faignée fait beaucoup de mal , & que cette évacuation ne doit être faite que lorfqu'elle eft dirigée par des indications. Il feroit à fouhaiter qu'on abolît la mauvaife coutume qu'on prend de faigner indiftinctement toutes les femmes groffes. Il n'eft pas extraordinaire de tirer du fang , mais il eft fort fingulier qu'on emploie des faignées dans prefque toutes les maladies. Quand les Praticiens qui aiment tant à faire faigner , fe corrigeront-ils de leur imprudence ? si cela arrivoit, il y auroit moins d'avorte-mens, qu'on cause en voulant les em-pêcher.

Je ne puis que condamner l'u-sage des corps baleinés que met-tent les femmes, soit pour cacher une grossesse honteuse, soit pour conser-ver la beauté de leur taille ; ces corps pressent le fœtus, ils l'approchent trop de l'orifice de la matrice, & l'obligent quelquefois à sortir prématurément de ce viscere.

Hippocrate aphor. 54 *sect.* 5. dit que les femmes qui avortent à deux ou trois mois, sans une cause manifeste, ont toute la cavité de la matrice remplie de matie-re muqueuse, que ce viscere ne peut resister à la pesanteur du fœtus, & que l'avortement en est une suite. Y a-t'il jamais eu une vérité plus constante ? L'expérience de plusieurs siecles a con-firmé que les matrices muqueuses, froides & flasques, laissent échaper leur fruit avant qu'il ait acquis une parfaite maturité. La laxité, la foiblesse, le re-lachement des attaches de la matrice, & sa trop grande lubricité, peuvent produire tous ces malheurs.

Hippocrate aph. 44. *sect.* 5. a dit que

les femmes grosses exténuées avortent ordinairement. Suppofons qu'une femme grosse foit épuifée par une maladie chronique, ou exténuée par la faim, pourra-t'elle fournir au fœtus la nourriture dont il a befoin pour vivre ? Il faudra affurément que l'un ou l'autre périffe par le défaut de nourriture. Ce ne feront pas les alimens que la mere prendra avec avidité qui répareront fes forces, puifque la réparation & le rétabliffement des corps exténués, ne peut fe faire que peu à peu, & avec le tems.

L'examen que je viens de faire des différentes caufes de l'avortement, m'oblige a en développer d'autres qui ne font pas fi fenfibles. On fe trompe fouvent en cherchant les caufes de cet accident dans la mere, pendant qu'elles fe trouvent dans la matrice & les parties voifines. Heureux font ceux qui peuvent les connoître.

Il eft conftant que la matrice qui renfeime un enfant, croît en toute dimenfion, afin que le fœtus puiffe s'étendre à mefure qu'il augmente de volume, & qu'il trouve un efpace fuffifant. Je fuppofe que la fubftance de la matrice ait trop de fermeté, que fes fibres foient trop roides , elle ne pourra pas s'etendre , ceder & s'agrandir. Le même accident doit néceffairement arriver s'il s'y trouve quelques tumeurs fquirrheufes , ou fi le volume trop confidérable & trop épais de l'épiploon comprime & preffe la matrice. Dans ce cas , il faut abfolument que l'avortement fe faffe. Une fage-femme digne de foi m'a dit qu'elle étoit devenue groffe trois fois , & qu'à la fin du cinquiéme mois de fes groffeffes , fi elle faifoit quelques legers excès dans l'ufage des fix chofes non naturelles , elle faifoit des fauffes couches. Elle fit part de fon état à un Medecin qui lui dit qu'il y avoit tout lieu de croire qu'elle avoit trop de fermeté & de dureté dans les fibres de la matrice , & que cet état empêchoit l'accroiffement de fes enfans. Il lui confeilla , pendant les premiers mois de fa groffeffe , de prendre beaucoup de décoctions émollientes , de faire des fomentations de même nature fur la region hypogaftrique & toutes les parties voifines de la matrice. Elle fuivit ce confeil , auffitôt qu'elle devint groffe , elle a depuis porté fes enfans jufqu'au terme ordinaire.

Ce qui embarrasse davantage le Medecin qui cherche les véritables causes de l'avortement, ce sont les cas où le placenta est atrophié, où il est rempli d'hydatides, & où il ne sert plus à rien. La nature a formé le placenta pour transmettre au fœtus un sang tout préparé par sa mere. Cet arrangement a été reglé de maniere que la transmission du sang se fit peu à peu : sans cette précaution le corps tendre & délicat du fœtus auroit été détruit, avant qu'il eût put parvenir au degré de grandeur & de grosseur ordinaire. Ainsi lorsque le corps qui se trouve entre la mere & l'enfant change de nature, la portion du sang destinée pour la nourriture & l'accroissement du fœtus, cesse de s'y porter, par conséquent le fœtus doit absolument cesser de vivre.

Je n'ose parler des femmes qui ont l'inhumanité de se faire avorter en prenant des remedes violens capables de détruire les adhérences du placenta avec la matrice. L'idée d'un pareil procedé fait horreur. Je n'ignore pas cependant que les remedes violens ne produisent quelquefois des accidens graves, & qu'il y a des femmes dont le temperament est assez fort pour résister aux mauvais effets qu'ils peuvent caufer. *Mauriceau* nous rapporte plufieurs exemples de femmes groffes attaquées d'hydropifies , à qui on a fait prendre les plus forts hydragogues, fans que ces remedes aient caufé l'avortement. Cet Auteur parle encore de quelques Medecins peu attentifs qui ont traité des femmes groffes avec des remedes trop vifs , en croyant qu'elles avoient un fquirrhe dans la matrice, ou une fuppreffion de leurs regles , & qui ont répété plufieurs fois les faignées du pied, La nature a réfifté à l'imprudence de ces Praticiens ignorans , & les femmes ont confervé leur fruit jufqu'au terme ordinaire.

SECONDE PARTIE.

Des moyens d'empêcher l'avortement.

L'avortement peut arriver pendant tout le tems de la groffeffe jufqu'au feptieme mois : il fe fait le plus ordinairement entre le fecond & le troifieme. Il feroit à fouhaiter qu'on pût prévoir cet accident cruel , & qu'il y eût des fignescertains que ce malheur doit arriver , car on emploieroit toutes fortes de moyens pour le prevenir. Ce-

endant on pourra soupçonner que l'a-
ortement se fera en faisant attention
°. aux causes dont j'ai parlé : 2°. au
ems où il a coutume de se faire, 3°.
ux frissons qu'aura la femme grosse,
°. à la couleur plombée de son visa-
e, 5°. aux douleurs qu'elle aura dans
es lombes, dans les aînes, dans le
entre, 6°. au sang qui sortira des par-
ies naturelles. Si toutes ces choses se
rouvent réunies en même tems, l'a-
ortement sera à craindre. Comme il
l'est pas toujours possible de prévenir
et accident, surtout quand une cause
nopinée le produit, il est de même
quelquefois impossible de détourner
es accidens qui en sont inséparables.

La saignée est le remede le plus effi-
ace pour prévenir l'avortement. Une
emme qui jouit d'une bonne santé, &
qui cesse de croître, a coutume de faire
ne plus grande quantité de sang que
es vaisseaux n'en peuvent contenir.
Dans ce cas elle en perd tous les mois
par les arteres de la matrice. Lorsqu'el-
e devient grosse, ce viscere se ferme,
& le sang cesse de couler, car il est
ntile alors pour la nourriture & l'accroissement du fœtus. Comme cette
quantité superflue de sang est plus que

suffisante pour l'entretien , la nourriture & l'accroissement du fœtus qui est fort délicat , & d'un très petit volume, la mere doit être incommodée de la suppression de ses regles. Nous voyons souvent des femmes qui au second ou au troisieme mois de leur grossesse , se plaignent de douleurs vives & lancinantes dans la region hypogastrique. Cet accident est tout à-fait naturel : une trop grande quantité de sang amassée dans les vaisseaux de la matrice pour la nourriture d'un fœtus à qui il en faut très peu, augmente la pression des vaisseaux. Comme la résistance qu'ils opposent , n'est jamais proportionnée à la pression qu'ils souffrent, les adhérences que le placenta a contracté ne peuvent subsister , le sang s'épanche dans la cavité de la matrice,& l'avortement est une suite de ces accidens.

Ce que je viens de dire prouve que c'est la plethore qui peut causer l'avortement , & qu'il est possible de le prévenir & de l'empêcher par les saignées. Elles peuvent même être employées dans tous les tems de la grossesse quand les circonstances l'exigent.

On ne doit pas les négliger dans les

femmes qui accoutumées à devenir grosses, ont trouvé qu'elles calmoient les accidens que la plethore produit. Il y auroit à craindre que, s'il arrivoit que ces femmes avortassent, on n'accusât d'imprudence ou de peu de précaution, ceux qui prennent soin de leur santé.

Il faut saigner les femmes qui sans avoir trop de sang, ont tous les symptomes de la plethore, causés par des affections subites de l'ame : car si le sang se rarefie d'une façon extraordinaire, il arrivera, par rapport aux vaisseaux, la même chose que s'il étoit en trop grande quantité. Dans ces circonstances, lorsque l'impétuosité du sang est ralentie, on peut réparer par la nourriture la perte que la saignée a procurée, & qui étoit absolument nécessaire.

La saignée est un remede très efficace pour prévenir l'avortement, si une femme grosse a une maladie aiguë. *Hippocrate* regardoit la saignée comme un remede capable de donner la mort dans ce cas. Les Anciens craignoient de saigner les femmes grosses. Les observations nous ont appris qu'on pouvoit les saigner sans rien craindre, & que ce remede procuroit toutes fortes de bons effets , pourvu qu'on fît attention à l'âge & aux forces de la malade. M. *Van Swietten* a fait voir dans fes Commentaires que les maladies aigües n'étoient pas mortelles dans toutes les femmes groffes , & que la faignée faite à propos dans cet accident , empêchoit très fouvent l'avortement. Cet illuftre Medecin dit dans le chapitre de la pleuréfie , qu'une femme groffe fut guerie de cette cruelle maladie par une expectoration abondante. Il ajoute encore qu'il a gueri de ce même mal une femme enceinte,la premiere fois au feptieme mois de fa groffeffe, la feconde au huitieme. Ces deux femmes porterent leurs enfans à terme , & accoucherent fort heureufement.

Il eft néceffaire de connoître les cas où il faut employer la faignée. Il y a des Praticiens affez peu inftruits pour faire tirer du fang aux femmes groffes ou quand elles le veulent , ou parceque c'eft la coutume , fans avoir égard à la quantité de fang qu'il faut tirer , au tems de la groffeffe , & à d'autres circonftances qui exigent beaucoup d'attention. *Mauriceau* condamne avec raifon cette pratique peu réflechie. Il

avoue

avoue cependant ingénument qu'il s'est quelquefois laissé entraîner dans cette erreur. Le célebre *la Motte* se récrie contre la coutume que les femmes gros-ses ont prise de se faire saigner incon-sidérément, il rapporte plusieurs faits qui prouvent la quantité d'accidens que fait naître cette imprudence.

Il faut suivre une autre méthode. Lorsqu'un Medecin est consulté par une femme enceinte, il doit examiner si elle a peu de sang, & si elle est foible, comme il arrive à celles qui ont eu des maladies longues, qui sont phthisiques, languissantes, débiles; alors la saignée deviendroit un remede fort nuisible. Dans ces circonstances plus on diminue la quantité du sang, plus la femme grosse deviendra foible, moins aussi pourra-t'elle fournir au fœtus toute la nourriture dont il a besoin. Au lieu de saigner ces femmes, il faut leur faire prendre des bouillons faits avec le pou-let ou le veau, dans lesquels on fera cuire de l'orge, de l'avoine, de la chi-corée, & de la scorzonnaire; si ces bouillons ne les degoutent point, on y ajoutera des jaunes d'œufs. Ces ma-lades pourront prendre des eaux de *Seltz* mêlées avec le lait, du lait pur,

du petit lait, ensuite des opiates adou-
cissantes. Ces remedes sont préférables
aux saignées, & sont indiqués par les
circonstances où se trouvent les malades.

Les femmes qui ont les solides foibles, les liqueurs trop fluides, dissoutes, toujours disposées à s'échapper des
vaisseaux qui les contiennent, méritent
une singuliere attention. Celles qui boi-
vent trop de liqueurs aqueuses chaudes,
qui ne font aucun mouvement, font exposées à ces maladies. Ces femmes sont
sujettes aux pâles couleurs, à avoir
des regles immodérées, ou à rester ste-
riles, parcequ'elles ont presque toutes
des fleurs blanches qui donnent trop
de flaccité & de mollesse à la matrice :
si elles deviennent grosses, elles sont
toujours prêtes à avorter. Voilà les
malheurs que produit cette maxime
déraisonnable reçue presque partout,
que les fluides ne peuvent jamais être
trop liquides, & qu'on doit s'occuper
perpétuellement à les délayer pour
qu'ils puissent circuler librement.

Les agitations trop fortes du genre
nerveux produisent dans le corps des
changemens fort dangereux & fort à
craindre. La plupart des femmes sont

fujettes à cet accident, excepté celles qui font accoutumées à travailler. Dans ce cas on doit conſeiller aux femmes groſſes de faire beaucoup d'exercice, de ne point boire de liqueurs aqueuſes chaudes, d'uſer des remedes aromati-ques, fortifians, mêlés avec de doux anti-hyſtériques.

Le grand *Boerrhaave* fut conſulté par une Dame Angloiſe qui avoit fait dou-ze fauſſes couches dans l'eſpace de huit ans à différens termes. Cet habile Me-decin lui répondit que les vaiſſeaux de la matrice étoient ſi foibles, qu'ils ne pouvoient retenir le fœtus. Il lui con-ſeilla de prendre tous les matins pen-dant cinq jours un purgatif fait avec la rhubarbe, les myrobolans, & la man-ne, & tous les ſoirs, quelque remede calmant. Elle ne devoit ſe nourrir qu'a-vec des végetaux, des bouillons & du lait. Il ordonna qu'elle prendroit trois fois par jour, trois pilules faites avec des aſtringens & des réſineux, & qu'el-le bûoit, immédiatement après les avoir avalées, deux cuillerées de vin médicamenteux, aſtringent, legere-ment échauffant & martial. Il l'exhorta à ſuivre ce conſeil pendant tout le tems de ſa groſſeſſe, & à faire tous les jours un exercice modéré.   H ij

Je dois rapporter encore ce que j'ai entendu dire à l'illustre M. *de Haen* au sujet de l'avortement. Cet habile Praticien nous faisoit remarquer que des femmes ftériles , & d'autres qui étoient fujettes à des faulfes couches , après avoir fuivi la méthode dont je viens de parler , ou devenoient groffes , ou n'avortoient plus. Il ajoutoit qu'il avoit raffemblé une grande quantité d'obfervations à ce fujet , & qu'il avoit écrit à fon ami M. *Van Suietten* pour favoir ce qu'il penfoit fur ces cas difficiles & embarraffans. Celui-ci lui répondit qu'il avoit préfervé plufieurs femmes de l'avortement , en leur faifant prendre un vin médicamenteux compofé avec le *quinquina , la limaille d'acier , la canelle , les fommités de tamaris* ; & qu'il leur avoit fait continuer ce remede jufqu'au cinquieme mois & même plus long-tems. M. *Van Suietten* ajoutoit que ce remede avoit guéri des femmes qui étoient reglées trop abondamment , & qu'il avoit fait continuer ce même vin pendant le tems des regles.

Les médicamens anti-hyftériques qui ont ordinairement une odeur très forte & très mauvaife, font excellens pour modérer l'agitation exceffive des efprits

animaux. Le *Castoreum*, *l'Assa-fœtida*,
la *corne brulée* donnent des odeurs dé-
sagréables qui sont cependant très utiles pour calmer les maux dont je parle. Mais dans le cas où l'avortement est
à craindre, il faut employer des moyens
plus doux, parceque les parties âcres
& trop échauffantes de ces remedes,
en augmentant le mouvement des humeurs, pourroient causer l'avortement.

Les envies de vomir & le vomissement sont des accidens qui incommo-
dent presque toujours les femmes grosses. S'ils sont fort modérés, surtout
dans les commencemens de la grossesse,
ils ne méritent pas beaucoup d'attention; mais si ils deviennent plus violens
à mesure que le tems de l'accouchement
avance, il faut y remedier, car ils peuvent produire l'avortement.

Quand une femme est tourmentée par
un vomissement violent, les premiers
mois de sa grossesse, si on ne soupçonne
point qu'il y ait de la sabure amassée
dans les premieres voies, on doit s'occuper à donner de la force & du ton
à l'estomac. Le regime, les alimens
pris en petite quantité à la fois, & souvent répétés, une boisson un peu ai-
grelete, les remedes fortifians, les le

gers narcotiques, l'application des emplâtres un peu ftimulantes , échauffantes, remedient ordinairement à cet accident.

Si en fe fervant exactement des moyens dont je viens de parler , le mal ne diminue pas , & fi la femme eft à la moitié de fon terme , il faut examiner fi le vomiffement, ou les naufées , ne font pas entretenues par des humeurs croupiffantes dans l'eftomac. Dans ce cas les moyens que j'ai propofés feront tout-à-fait inutiles ; il faudra faire prendre à la malade de doux purgatifs tels que la rhubarbe , la manne , les tamarins , les follicules de fené. *Mauriceau* confeille de faire une faignée quelques jours avant de purger la femme groffe.

On obferve que ces accidens ceffent pendant quelque tems , & que plus le terme de l'accouchement approche , plus ils reparoiffent. Il faut les attribuer alors au volume confidérable de la matrice qui fe porte vers la partie fupérieure du ventre , qui déplace tous les vifceres , & qui leur caufe une preffion fort incommode. On doit dans ces circonftances profcrire toute efpece de remedes, & s'attendre à voir finir tous ces différens accidens auffitôt que la femme fera accouchée.

Les diarrhées qui arrivent aux femmes grosses sont toujours dangereuses, surtout si elles sont compliquées de tenesme. Cette maladie, qui paroît par elle-même de peu d'importance, donne quelquefois la mort à la mere & à son enfant. Il faut donc la guerir le plutôt qu'il est possible. Si elle est seulement produite par la débilité & le relachement de l'estomac ou des intestins, il faut fortifier ces parties pour prévenir l'avortement. On y réussira en ordonnant à la malade des nourritures féches, du vin pur, mais en petite quantité : *Mauriceau* conseille de faire éteindre un morceau de fer rouge dans la boisson ordinaire de la malade. Les remedes doivent avoir une vertu astringente ; on peut y mêler des aromatiques afin de donner du ton & de la solidité aux fibres trop relachées de l'estomac & des intestins. Les emplâtres composées des remedes aromatiques & les fomentations de même nature appliquées sur la region épigastrique ont produit souvent de très bons effets.

Quelquefois l'humeur attachée aux parois des intestins rend le dévoiement fort long & opiniâtre ; on le détruira alors avec les purgatifs dont j'ai parlé.

On calmera le tenefme avec les lave-mens huileux, déterfifs & anodins.

J'ai déja dit que quelques femmes groffes étoient fujettes à avoir leurs regles. Si cet écoulement ne fert qu'à diminuer la trop grande abondance de fang, ou les différentes incommodités inféparables de la groffeffe, il ne faut pas y faire attention. Mais fi cette perte de fang devient trop grande, & qu'elle puiffe être préjudiciable au fœtus, il faut l'arrêter. Si elle eft produite par la flaccité, & le relachement des vaiffeaux, ou la trop grande fluidité des humeurs, j'ai déja parlé des moyens de faire ceffer ces deux accidens. J'ajouterai feulement que fi les humeurs trop fluides, trop délayées, ont de l'acrimonie, elles doivent augmenter le mouvement du fang, ronger & détruire les orifices des vaiffeaux ; alors il faut prefcrire à la malade un regime adouciffant, & des remedes incraffans, qui empêchent l'action des humeurs trop âcres : les farineux, les gelatineux, les mucilagineux, les émulfions épaiffes faites avec les piftaches, les bouillons d'avoine, d'orge, font propres à corriger la mauvaife qualité des humeurs, & à contribuer à la confervation du fœtus.

TROISIEME PARTIE.

De l'Hémorrhagie uterine, & des moyens de la guérir.

Les Pertes de sang qui arrivent aux femmes grosses, sont des maladies fort dangereuses ; & les différens secours qu'on peut y apporter, sont souvent infructueux.

Le placenta attaché au fond de la matrice, & qui sert à transmettre au fœtus les sucs dont il a besoin pour sa nourriture & son accroissement, se sépare quelquefois de ce viscere par les causes dont j'ai parlé. Quand ce malheur arrive, les embouchures des vaisseaux de la matrice laissent échapper du sang, qui remplit sa cavité ; le cœur qui en fournit sans cesse, augmente encore cette effusion : enfin ce sang sort avec abondance.

Il n'est pas difficile de savoir pourquoi ce décollement du placenta produit une hémorrhagie, & pourquoi elle est plus forte quand la femme est avancée dans sa grossesse : dans ces deux cas la matrice est étendue dans toutes sortes de dimensions, & ressemble à une éponge pleine de sang : ses

vaisseaux ont un diametre si considérable, qu'on peut y mettre quelquefois
l'extrêmité du petit doigt. L'ouverture
des animaux vivans ou morts constate
cette vérité. J'ai eu l'occasion de m'assurer du fait sur le cadavre d'une femme
qui avoit fait une fausse couche après
avoir eu des pertes de sang très considérables & périodiques. Il faut faire
attention quand une femme grosse voit
paroître du sang, que cet écoulement
n'est pas toujours un signe de fausse
couche; car nous avons déja dit que
les regles viennent quelquefois pendant
la grossesse, & nous avons donné les raisons de ces cas extraordinaires. La dilatation de l'orifice de la matrice ne
peut pas nous faire juger que le sang
qui coule annonce la fausse couche;
surtout si le sang paroît vers le septieme
ou le huitieme mois de la grossesse, car
alors cet orifice est presque toujours
dilaté. D'ailleurs la perte de sang qui
précéde une fausse couche, est bien
différente de celle qui n'est que le produit des regles, ou de la surabon-
dance des humeurs. La véritable perte
de sang est suivie de foiblesse, d'abattement des forces, de convulsions souvent mortelles; ces accidens n'arri-

vent pas quand les regles coulent.

Toutes les fois que le placenta se séparera de la matrice, il arrivera une hémorrhagie plus ou moins considérable. Cela dépendra de la façon dont s'est faite la séparation. Si le placenta est tout-à-fait détaché, la perte sera grande : elle sera médiocre, s'il n'y en a qu'une partie, & elle cessera si on fait observer un repos parfait à la malade. Sans cette précaution elle reparoîtra.

Il faudra dans ce cas faire saigner la femme grosse, lui recommander beaucoup de tranquillité de corps & d'esprit, mettre des ligatures aux bras, aux cuisses, prescrire des bouillons qui ne soient pas trop nourrissans, envelopper le ventre avec des linges trempés dans le vinaigre froid, ordonner des remedes calmans, confortatifs, astringens, & principalement l'*alun* mêlé dans des émulsions auxquelles on ajoutera *le syrop de diacode*. Des observations fournies par d'habiles Praticiens nous assurent de l'efficacité de cette méthode. M. *Van Suietten* écrivoit à M. *de Haen* qu'il y avoit à craindre dans ces sortes d'hémorrhagies utérines, non-seulement que les femmes

ne fiffent des fauffes couches , mais
même qu'elles ne périffent. Qu'il avoit
toujours fauvé la vie des femmes
qui avoient eu cet accident , en leur
faifant obferver beaucoup de repos ,
en leur faifant boire des émulfions auxquelles on ajoutoit le fyrop de *diacode* ,
& en leur prefcrivant l'ufage de remedes
legerement corroborans. Il ajoutoit qu'il
avoit vu mourir deux femmes qui
avoient fait des fauffes couches , mais
qu'elles n'étoient point mortes d'hémorrhagies. Lorfque le fœtus fut tiré
de force de la matrice , il arriva une
telle conftriction à l'orifice , que le fang
ne put fortir , & qu'il fe corrompit dans
ce vifcere ; ces deux femmes périrent
d'une fievre aigüe & putride. M. *de
Haen* qui a fuivi exactement la méthode
dont je viens de parler , n'a prefque
jamais vu périr de femmes d'hémorrhagies utérines. Ces obfervations nous
font connoître combien les remedes
préparés avec le fuc de pavot , dont
on augmente peu à peu la dofe , font
utiles pour le traitement de ces accidens.

Si les remedes dont je viens de parler ne calment pas la perte de fang ,
on confeille de tirer de force le fœtus ,
de délivrer la femme , & de déarraf.

fer la matrice des grumeaux de fang qui s'y font raffemblés. *Mauriceau* a donné à cet égard des confeils qui ont été fuivis par *Boerrhave*, *la Motte*, *Denys de Leyde*, & d'autres Auteurs célebres. Cependant fi on examine avec attention le fentiment de ces Praticiens, ils ne décident pas abfolument quel parti on doit prendre, & ils regardent tous cette opération comme fort dangereufe.

Boerrhave, qui avoit confeillé d'abord de tirer le fœtus, a enfuite changé de fentiment, & a paru douter fi cette opération étoit praticable. Voici ce que cet illuftre Medecin difoit à ceux qu'il inftruifoit : » Vous parlerai-je de l'ex-
» traction du fœtus par théorie, ou par
» pratique ? on voit périr prefque tou-
» tes les femmes, fi la fage-femme ne
» dilate pas avec beaucoup de douceur
» & de patience l'orifice de la matrice,
» fi cette dilatation ne fe fait pas par
» dégrés, fi on n'apporte pas toutes
» fortes d'attentions en déchirant les
» membranes, fi enfin on ne va pas
» chercher les deux pieds l'un après
» l'autre, il arrive fouvent une hémor-
» rhagie fi abondante, que la malade a
» des convulfions qui la font périr.
» *Mauriceau* prefcrit d'accoucher la fem-

» me de force , mais qu'on life l'hiftoi-
» re de fa fœur : il avoit chargé un de fes
» amis de tirer l'enfant dont elle étoit
» groffe , parcequ'il avoit trop de ten-
» dreffe pour elle : cependant quelques
» heures après il fit lui-même cet ac-
» couchement , la mere mourut. *Mauri-*
» *ceau* n'attribue pas la caufe de cette
» mort à l'opération qu'il avoit faite ,
» mais au retardement qu'il avoit mis
» à la faire. Quant à moi je crois qu'il
» ne faut pas tirer l'enfant. Si on pou-
» voit le tirer tout de fuite , on lui
» fauveroit la vie ainfi qu'à fa mere ,
» mais cela eft très difficile. Un célé-
» bre Medecin me pria de voir fa fem-
» me qui étoit dans ce cas. Je dis à la
» fage - femme qui étoit fort habile ,
» *fi vous ne pouvez pas tirer l'enfant ,*
» *l'hémorrhagie fera périr la mere.* Nous
» mîmes la malade dans une fituation
» convenable. La fage-femme voulut
» dilater avec fes doigts l'orifice de la
» matrice, il furvint une hémorrhagie
» fi confidérable que cette Dame tom-
» ba en foibleffe. On voulut faire quel-
» ques tems après de nouvelles tenta-
» tives pour élargir l'orifice , l'hémor-
» rhagie & la foibleffe recommence-
» rent , & terminerent les jours de la
» malade.

La Motte conseille de tirer le fœtus le plus promptement qu'il est possible. Il rapporte plusieurs exemples des bons succès de cette pratique ; il avoue cependant qu'il y a des cas où cette opération est fort difficile, & d'autres où il est impossible de la pratiquer : comme lorsqu'un enfant a un trop gros volume, lorsqu'il a pris une situation si mauvaise dans la matrice, qu'on ne peut ni le retourner ni trouver les pieds. D'ailleurs, selon la remarque de ce célebre Chirurgien, l'orifice de la matrice est si resserré, & si dur, sa contraction est tellement spasmodique, & l'enfant est si fort engagé dans le bas du bassin après que les eaux sont écoulées, qu'on ne peut le faire changer de situation, & qu'il n'est pas possible d'introduire un ou deux doigts dans la matrice.

Que feront dans ces cas si épineux ceux qui disent qu'il faut tirer le fœtus ? faudra t'il laisser périr la mere & son enfant ? ne vaut-il pas mieux avoir recours aux remedes dont j'ai parlé, puisqu'ils ont produit de si bons effets ? *Devenzer* a dit, qu'il falloit toujours délivrer une femme qui avoit une perte considérable, dans quelque tems de la groſſeſſe que ce ſoit. Cependant il a mis des bornes à ce précepte trop général ; car il ne veut point qu'on faſſe cette opération quand la perte eſt médiocre , ni même dans les cas de ces pertes conſidérables qui arrivent tout à coup , qui durent quelques heures , ou quelques jours , & qui ceſſent en employant des remedes convenables. Il conſeille l'extraction du fœtus , ſi les moyens connus ne réuſſiſſent pas , ſi la perte ne diſcontinue point , enfin ſi la malade a des foibleſſes fréquentes & des convulſions. Ce qu'il y a de ſingulier , c'eſt que cet Auteur, *voyez Liv.* I. *ch.* 22. n'a rapporté aucun exemple de ſuccès de ces accouchemens forcés. Cela nous fait croire que *Deventer* n'a jamais adopté l'opinion généralement reçue de tirer le fœtus , & qu'il a toujours eu de la répugnance à ſe ſervir de cette pratique. Cependanr on eſt ſurpris de lui entendre conſeiller de différer l'accouchement forcé , juſqu'à ce qu'on s'apperçoive d'un danger éminent pour la vie de la malade : ſi on ſuivoit ce conſeil , on rendroit la mort encore plus prochaine , en produiſant une hémorrhagie dans un corps preſque épuiſé. Je ſais qu'il y a d'habiles Accoucheurs qui prétendent que dans les pertes utérines, la matrice perpétuellement humectée par le sang qui a de la chaleur, s'amollit, & se relache assez pour qu'on puisse introduire les doigts, ensuite la main, & prendre les pieds du fœtus. Cette réflexion tombe d'elle-même, & est détruite par les observations de *Boerrhave* & de *la Motte.* *Denys de Leyde* rapporte trois cas de pertes utérines où l'on ne pouvoit introduire qu'avec bien de la peine le doigt dans l'orifice de la matrice : cette constriction retarda pendant fort long-tems l'extraction du fœtus.

M. *Puzos* célebre Accoucheur de Paris, & qui a passé la plus grande partie de sa vie à mettre beaucoup de justesse & de précision dans ses observations, avoue qu'il a vu périr la plus grande partie des femmes à qui on a été obligé de tirer de force l'enfant & le placenta dans le cas des pertes utérines. Il conseille dans ces circonstances facheuses de dilater peu à peu, & avec beaucoup de douceur l'orifice de la matrice, d'exciter quelques legeres douleurs pour en produire de plus fortes qui terminent l'accouchement : il fait valoir ce sentiment si conforme à la nature & à

la raifon , en difant qu'en provoquant
des douleurs legeres , il arrive une
petite hémorrhagie , que la matrice
fe contracte infenfiblement , que le
fœtus encore couvert de fes membranes s'approche de plus en plus de
l'orifice , que l'Accoucheur doit pro-
fiter de la dilatation qui s'y fait pour
y introduire fes doigts , qu'il doit fai-
fir le moment de rompre les membranes , & que l'introduction des doigts
excitant de nouvelles douleurs , il par-
vient enfin à tirer l'enfant , & à délivrer la mere. Ne pourroit on pas craindre en fuivant cette pratique que des
douleurs forcées ne produifent des convulfions & n'augmentent la perte ? C'eft
pourquoi il paroît que la méthode d'arrêter les hémorrhagies utérines par l'u-
fage des remedes convenables eft préférable à tous les autres moyens , puifqu'elle eft fondée fur un grand nombre
d'obfervations faites par des Praticiens
fort éclairés. L'autre méthode qui confifte à faire l'accouchement de force eft
remplie de tant de difficultés , & de
tant de circonftances, qu'on ne peut pas
la regarder comme une méthode fure. Il
ne me refte plus qu'une réflexion à faire,
elle regarde le cas où il faut abfolument

terminer l'accouchement , quand une perte de fang fait craindre pour les jours de la malade. On doit néceffairement tirer l'enfant lorfque les douleurs font vraies & perféverantes , lorfque le cordon ombilical fort de la matrice , lorfque le placenta tout-à-fait détaché fe préfente à l'orifice , ou lorfque la fortie d'une fanie corrompue & fetide fait connoître que l'enfant eft mort. Dans ces circonftances il y auroit à craindre que la mere ne périffe , fi on ne profitoit pas de la dilatation qui eft arrivée à la matrice. C'eft là précifément le cas où il faut fe preffer de faire l'accouchement.

La Differtation qu'on vient de lire eft bien faite , & préfente des vérités reconnues de tous les Praticiens. Il paroît que M. Hofenohrl n'a pas lu avec affez d'attention le Mémoire de M. Puzos , puifqu'il a donné la préférence à la pratique de fes illuftres Maîtres ; il n'a pas réflechi à tous les inconvéniens qu'elle peut avoir dans les cas où la perte eft trop abondante , & où la mere & l'enfant font près de perdre la vie. Tout le monde conviendra qu'alors on doit tout employer pour arrêter la perte , & que le plus fûr moyen pour y parvenir , eft de fuivre la méthode que ce célebre Accoucheur a donnée. Cette méthode est très bonne & accréditée par les succès. Les raisons de M. Puzos ne sont point, comme dit l'Auteur de la Dissertation, conjecturæ in Musæo excogitatæ. Ce sont des faits rassemblés qui forment le mémoire de notre Académicien ; c'est le produit d'une pratique de plus de trente ans, c'est un recueil de toutes les réflexions que son génie & ses connoissances lui ont fournies. Je crois donc que M. Hosenohrl n'a pas rendu à l'ouvrage de M. Puzos toute la justice qu'il mérite, & que les Etrangers lui ont accordée : je suis sûr qu'il ne l'a pas assez lu, & que peut être il a adopté d'autres sentimens par préjugé ou par respect pour ses Maîtres.

OBSERVATION *sur un Ver trouvé dans le foie, par M.* BOND.

Recueil d'Observ. publiées par les Médecins de Londres, 1758.

UNE femme eut pendant vingt-deux ans les douleurs les plus cruelles à l'hypocondre droit. Elles augmenterent insensiblement, & elles occupoient tantôt l'hypocondre, tantôt l'omoplate.

Elles devinrent enfin si violentes que la malade les comparoit à celles que pourroit causer la morsure d'un chien enragé. On lui ordonna de monter à cheval ; ce remede lui donna quelque soulagement , mais aussitôt qu'elle étoit couchée , les douleurs recomnençoient avec beaucoup de vivacité. Si on faisoit une compression un peu forte sur la partie sensible , les douleurs se passoient pendant quelque tems & ce n'étoît qu'en frappant avec le poing l'hypocondre ou l'omoplate que la malade avoit du repos & du relache. Ce fut à cinq doigts de distance de l'épine que cette femme commença à ressentir de la douleur,

Les côtes firent peu à peu une protuberence en dehors. Les tégumens se tumefierent , devinrent sensibles quand on les touchoit , & on reconnut qu'il y avoit une matiere étrangere entre la peau & les muscles intercostaux. On voulut faire une ouverture pour laisser sortir la matiere , mais la malade ne voulut jamais le permettre : les douleurs changerent de place , elles se firent sentir au côté gauche & se fixerent enfin à la region épigastrique. Elles devinrent aussi vives dans cet en-

droit qu'elles avoient été à l'hypocondre. Alors la malade fut tourmentée
par une toux violente & un vomissement continuel. Vingt - quatre heures
avant la mort de cette femme les douleurs cesserent tout à coup. Elle rendit en allant à la garderobe une portion
de ver rond qui avoit neuf pouces
de longueur , & un de largeur. Sept
heures après, il en sortit une autre portion longue de vingt pouces. Ce ver
étoit couvert de sang : enfin la malade
mourut excedée par la force & la répé-
tition du vomissement. Elle avoit de-
mandé qu'on examinât après sa mort la
cause des cruelles douleurs qu'elle avoit
souffertes depuis si long-tems. M. *Bond*
qui se chargea de faire l'ouverture du
cadavre , trouva le foie d'une grosseur
extraordinaire , en partie squirrheux , &
jetté du côté gauche du ventre. Dans
sa partie convexe qui étoit dilacerée
& pleine d'inégalités , il y avoit une
assez grande cavité remplie d'une liqueur aqueuse & sanguinolente mêlée
avec des caillots de sang. A côté de cette caverne il y en avoit une autre de la
largeur de deux pouces où on trouvoit
une route assez large qui pénétroit dans
le conduit hépatique. L'extrêmité de ce

conduit qui aboutiffoit au duodenum avoit une largeur extraordinaire. La véficule du fiel qui reffembloit à un œuf d'oie étoit pleine de bile ; il fut affez difficile de la faire fortir par le conduit cyftique qui étoit devenu fort étroit, quoiqu'on employât la preffion.

Il y a tout lieu de croire que ce ver avoit été avalé avec les alimens, qu'il étoit entré du duodenum dans le foie par le conduit hépatique, & qu'il eft forti de ce vifcere par le même chemin.

F I N du Tome fecond.

TABLE
DES MATIERES
Contenues dans ce Volume.

Fin de la Table.